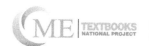

国家级继续医学教育项目教材

中华眼科学年鉴

主　　编　王宁利

编　　委　（按姓氏笔画排序）

王宁利	王　谦	王勤美	毛欣杰	曲景灏	吕　帆
朱德喜	刘旭阳	刘　玥	刘党会	刘萍萍	孙旭光
杨于力	杨培增	李永平	李　明	李树宁	李　莹
李　彬	吴文灿	吴　婕	何为民	何明光	辛　晨
沈梅晓	陈君毅	陈　浩	陈绮珺	林　蒙	周鸿雁
赵桂秋	胡　亮	俞阿勇	姜　珺	姚　克	袁一民
涂云海	陶爱珠	崔乐乐	颜　华	魏世辉	瞿　佳

学术秘书　苏炳男

中华医学电子音像出版社
CHINESE MEDICAL MULTIMEDIA PRESS

北　京

图书在版编目（CIP）数据

中华眼科学年鉴／王宁利主编. — 北京：中华医学电子音像出版社，2016. 10
ISBN 978-7-83005-079-5

Ⅰ. ①中…　Ⅱ. ①王…　Ⅲ. ①眼科学–中国–年鉴　Ⅳ. ①R77-54

中国版本图书馆 CIP 数据核字（2016）第 163615 号

网址：www.cma-cmc.com.cn（出版物查询、网上书店）

国家级继续医学教育项目教材
中华眼科学年鉴
ZHONGHUA YANKEXUE NIANJIAN

主　　编：王宁利
策划编辑：冯晓冬　史仲静
责任编辑：史仲静　裴　燕　王翠棉
文字编辑：张建军
校　　对：刘　丹
责任印刷：谷莲云
出 版 人：史　红
出版发行：中华医学电子音像出版社
通信地址：北京市东城区东四西大街 42 号中华医学会 121 室
邮　　编：100710
E - mail：cma-cmc@cma.org.cn
购书热线：010-85158550
经　　销：新华书店
印　　刷：北京京华虎彩印刷有限公司
开　　本：889mm×1194mm　1/16
印　　张：9.5
字　　数：240 千字
版　　次：2016 年 10 月第 1 版　　2016 年 10 月第 1 次印刷
定　　价：100.00 元

内容提要

　　本书重点阐述了我国眼科领域重大事件、眼科相关学术成果及临床诊疗进展，由国内知名眼科专家参与编写，分别对青光眼、角膜、免疫、神经眼科、视觉生理、眼外伤等多个眼科领域进行详尽解读，同时对眼科新技术、新手术也做了详细介绍。本书内容权威、学术及实用性强，便于眼科医生阅读和掌握。

序

中华医学会眼科学分会自第十一届委员会成立伊始，由我组织 13 个亚专业学组组长和眼科知名专家、学者提供内容，由中华医学电子音像出版社编辑出版《中华眼科学年鉴》（以下简称《年鉴》），作为一本年度连续出版的、有档案功能的工具书，《年鉴》旨在全面、系统、准确地记述上一年度眼科学的发展状况，用文字和图片记述了眼科领域最新的临床及基础研究进展，用视频资料推广普及了临床诊疗技术技能，还汇辑年度我国眼科领域重要时事和眼科杰出成果，填补了我国眼科档案型资料的空白。

2013、2014 年的《年鉴》一经出版，就得到读者的广泛好评。2015 年的《年鉴》仍然由中华医学会眼科学分会各学组的组长及其他活跃在我国眼科领域的著名专家和学者参与编写，详述了 2015 年国内外最新的研究进展和手术技术，内容涵盖了白内障、青光眼、眼底病等多个亚科，包括多焦点人工晶状体新进展、小梁网的再认识、高度近视与眼底损害及防盲等专题，通过文字和视频的形式对眼科医师进行继续教育，普及眼科的基本知识和技术、技能，更希望能够帮助我国基层眼科医生掌握这些基本手术技术。

参编专家、学者付出的辛勤劳动，使 2015 年《年鉴》在前两本《年鉴》的基础上又有了一定的进步，而读者的肯定与欢迎是我们坚持做好《年鉴》编辑出版工作的最大动力。虽然有了前两本《年鉴》编辑、出版的经验积累，但是本《年鉴》由于时间、人力等因素，可能存在不足之处，敬请批评、指正。我们坚信，《年鉴》一定会在您的支持和爱护下，成为国际眼科界重要的一本工具书。我们也会坚持每年编辑、出版一本《年鉴》，记录我国眼科事业的发展。

最后，感谢所有参与《年鉴》工作的各位专家、学者和编者，感谢您们对我国眼科事业发展的无私贡献。

中华医学会眼科学分会第十一届主任委员

王宁利

2016 年 6 月

全国继续医学教育委员会文件

全继委办发 [2006]06 号

关于推荐学习
《国家级继续医学教育项目教材》的通知

各省、自治区、直辖市继续医学教育委员会：

为适应我国卫生事业发展和"十一五"期间继续医学教育工作需要，开展内容丰富、形式多样、高质量的继续医学教育活动，全国继续医学教育委员会同意中华医学会编写《国家级继续医学教育项目教材》。《国家级继续医学教育项目教材》是从每年的国家级继续医学教育项目中遴选，经近千名医学专家重新组织编写而成。《国家级继续医学教育项目教材》按学科编辑成册，共 32 分册，于 2006 年 4 月陆续与读者见面。

《国家级继续医学教育项目教材》主要是提供通过自学进行医学知识更新的系列学习教材，该教材包括文字教材和光盘，主要反映本年度医学各学科最新学术成果和研究进展。教材侧重最新研究成果，对医疗、教学和科研具有较强的指导性和参考性。它的出版为广大卫生技术人员特别是边远地区的卫生技术人员提供了共享医学科技进展的平台。

请各省、区、市继续医学教育委员会根据实际情况协助做好教材的宣传、组织征订和相关培训工作。

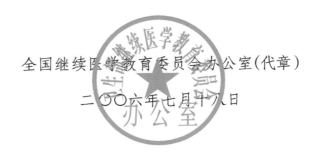

全国继续医学教育委员会办公室(代章)

二○○六年七月十八日

抄送：各省、自治区、直辖市卫生厅局科教处，新疆生产建设兵团卫生局科教处

中华医学会函（笺）

医会音像函 [2006] 80 号

中华医学会关于转发全国继续医学教育委员会"关于推荐学习《国家级继续医学教育项目教材》的通知"的 函

:

现将卫生部全国继续医学教育委员会办公室"关于推荐学习《国家级继续医学教育项目教材》的通知"转发给你们。

《国家级继续医学教育项目教材》系中华医学会接受全国继续医学教育委员会委托，与全国继续医学教育委员会联合编辑出版，是由各学科知名专家在国家级继续医学教育项目基础上按学科系统重新编撰的，反映医学各学科最新学术成果和研究进展的，集权威性、先进性、实用性为一体的继续医学教育教材，对医疗、教学和科研具有较强的指导性和参考价值。该出版物已被新闻出版总署列入"十一五"国家重点出版物出版规划（新出音 [2006] 817 号）。

请各地方医学会和各专科分会根据实际情况协助做好教材的组织征订和相关培训工作。

特此函告。

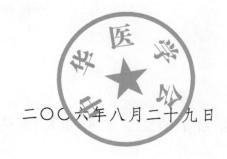

二〇〇六年八月二十九日

出 版 说 明

　　医疗卫生事业发展是提高人民健康水平的必然要求，医药卫生人才建设是推进医疗卫生事业改革发展、维护人民健康的重要保障。国家卫生和计划生育委员会《医药卫生中长期人才发展规划（2011—2020 年）》要求全国卫生技术人员继续医学教育覆盖率达到 80%，因此，继续医学教育作为全国医药卫生人员毕业后业务再提高的重要方式任重道远。

　　《国家级继续医学教育项目教材》（以下简称《教材》）在 2005 年经国家卫生和计划生育委员会科教司、全国继续医学教育委员会批准，由全国继续医学教育委员会和中华医学会共同组织编写。该《教材》具有以下特点：一是权威性，由全国众多在本学科领域内知名的院士和专家撰写；二是具有很强的时效性，反映了经过实践验证的最新研究成果；三是强调实用性、指导性和可操作性，能够直接应用于临床；四是全面、系统，以综述为主，能代表相关学科的学术共识，而非某些专家的个人观点。

　　"十一五"期间，《教材》在最短的时间内启动了策划、编辑制作、学术推广等工作，自 2006 年以来已出版 60 余分册，涉及近 40 个学科，总发行量 80 余万册。综观《教材》，每一册都是众多知名专家智慧的结晶，其科学、实用的内容得到了广大医务工作者的欢迎和肯定，被全国继续医学教育委员会和中华医学会共同列为国家继续医学教育唯一推荐教材，同时被国家新闻出版广电总局定为"十一五""十二五""十三五"国家重点出版物。本套教材的编辑出版得到了国家卫生和计划生育委员会科教司、全国继续医学教育委员会和中华医学会各级领导以及众多专家的支持和关爱，在此一并表示感谢！

　　限于编写时间紧迫、经验不足，本套系列教材会有很多不足之处，真诚希望广大读者谅解并提出宝贵意见，我们将在再版时加以改正。

《国家级继续医学教育项目教材》编委会

目　录

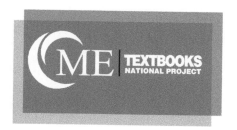

第一篇

眼科大事记

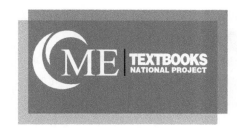

眼科相关事件和眼科重要学术成果

中华医学会眼科学分会

一、眼科相关事件

（一）白内障学组

· 学组完成了《我国白内障围手术期非感染性炎症反应防治专家共识（2015 年）》。

· 学组组长姚克当选为亚太白内障及屈光手术学会（APACRS）唯一副主席。

· 学组协助组织和参与 2014、2015、2016 APACRS 年会，每年组织中国白内障及屈光手术专场《Diamonds Phaco are forever》《Cataract Conundrum》《Talking TORIC》等，姚克、汤欣、郭海科、卢奕等做专家讲座，并选派及资助 9 人次年轻医生参会。

· 学组协助中华医学会眼科学分会完成"白内障手术培训基地"项目实施。

· 学组成员在各地区举办了 18 次国家级继续教育项目，参会总人数 5000 余人。

· 学组支援西部开展复明工程 35 次，4600 例患者从中受益。

（二）眼整形眼眶病学组

· 学组组织并完成了第四届中华医学会眼科学分会眼整形眼眶病学术会议。

· 学组成员在各地区举办了 12 次国家级继续教育项目，参会总人数 3000 余人。

· 范先群负责了"十二五"国家重点音像出版物出版规划项目《中华眼科学操作技术全集》中"泪道堵塞和泪囊炎的手术治疗、眼眶爆裂性骨折整复手术、甲状腺相关性眼病的手术治疗"的章节内容。

· 秦伟主译专著《眼整形手术彩色图谱（第 2 版）》。

（三）角膜组

· 2015 年 9 月 18~20 日，第七届全国角膜屈光手术学术会议在长春召开。

· 全球首个"生物工程角膜移植培训基地"落户山东省眼科医院。

· 学组完成了《我国角膜移植术专家共识（2015 年）》。

（四）斜视与小儿眼科学组

· 2015 年 10 月 16~18 日在北京召开了第十六届斜视与小儿眼科学术会议。

·本届大会继续开展了 2013 年设立的赫雨时教授纪念讲座和刘家琦教授纪念讲座，以纪念学术前辈们在本领域的开拓性工作和丰功伟绩，表彰鼓励优秀后学。

·赵堪兴当选世界斜视与小儿眼科联盟理事会（International Pediatric Ophthalmology and Strabismus Council，IPOSC）顾问专家，继续担任亚太眼科学会理事会理事、亚太斜视与小儿眼科学会副主席

·受国家卫生和计划生育委员会妇幼健康服务司儿童卫生处委托，本学组完成了《儿童弱视防治技术服务规范》的修订和《儿童眼保健培训教材》的编写。

·由赵堪兴主持，斜视与小儿眼科学组完成了《我国斜视分类专家共识（2015 年）》和《斜视相关术语的英文缩写规范》，并在《中华眼科杂志》上发表，对斜视临床诊治规范化具有重要引领和指导意义。

（五）防盲学组

·学组组织实施基层白内障手术医生培训和服务项目，参与协调中国山西"看得见的希望第五期"项目。

·学组编写了《我国眼现场流行病学研究方法学标准的专家共识（2015 年）》。

·2015 年 7 月召开中华医学会眼科学分会防盲学组第二次全体工作会议。

·学组建设防盲与流行病学学术资源共享平台。

·学组组织撰写专家述评《国际发表的中国大陆儿童视光数据及其对临床实践的启示》《积极开展社区糖尿病视网膜病变筛查和早期干预》《白内障防盲手术的关键要素》。

（六）青光眼学组

·学组翻译、出版世界青光眼学会联合会共识系列，共 9 本

·学组组织申报国家卫生和计划生育委员会行业规范——24 小时眼压测量规范。

（七）神经眼科学组

·学组组织第八届亚洲神经眼科大会暨第四届全国神经眼科学术会议。

·神经眼科学组完成《我国非动脉炎性前部缺血性视神经病变诊断和治疗专家共识（2015 年）》，在《中华眼科杂志》发表，对非动脉炎性前部缺血性视神经病变诊治规范化具有引领和指导意义。

·出版译著《Wills 临床眼科彩色图谱及精要：神经眼科（第 2 版）》。

·出版译著《神经眼科速查手册（第 7 版）》。

·学组成员在各地宣讲《视神经炎诊断和治疗专家共识（2014 年）》和《我国非动脉炎性前部缺血性视神经病变诊断和治疗专家共识（2015 年）》13 场，参会人数共计 3000 余人。

（八）视觉生理学组

·阴正勤任国际临床视觉电生理学会（International Society for Clinical Electrophysiology of Vision，ISCEV）常委。

·阴正勤主编了《眼科电生理与瞳孔反射检查技术》。

·2015 年 4 月协助组织"中华医学会第二十次全国眼科学术大会及亚太眼科学年会（APAO）的视觉生理分会（广州）"。会议主要内容为：在视觉生理分会场组织国内眼科及视觉科学专家与世界眼科专家讨论干细胞研究进展；眼科疾病的基因诊治进展；视网膜细胞生物学；视觉科学

研究进展以及视觉电生理检查的应用五大方面展开重点交流。

·2015年5月协助组织第九届中国医生协会眼科医生分会大会（合肥），参会人数1000余人。

·2015年7月主办首届华厦眼科论坛暨全国临床视觉电生理技术应用论坛（厦门）。参会人数500余人，国际临床视觉电生理学会总秘书长Ruth Hamilton（英国）、美国University of South Florida眼科研究所Radouil Tzekov、谢立信、王宁利、赵堪兴、阴正勤、孙兴怀、杨培增、许讯、范先群、颜华、刘祖国、葛坚、何守志、赵明威等国内外著名专家到会并做精彩演讲。

·第五十三届国际临床视觉电生理学会年会于2015年6月23～27日在斯洛文尼亚Ljubljana召开，来自世界数十个国家和地区的100余名代表参加了会议，中国代表雷博等8人出席了大会并做了精彩的发言。

（九）眼底病学组

·召开第十六届全国眼底病学术会议。

·召开《中华眼底病杂志》第七届编辑委员会第五次会议暨眼底病学组工作会议。

·召开糖尿病视网膜病变专题研讨会议。

·召开全国眼底病继续医学教育学习班。

·学组完成《我国视网膜病玻璃体腔注药术质量控制标准》。

·制定完成大病临床路径《糖尿病视网膜病变/老年性黄斑变性/孔源性视网膜脱离》。

·黎晓新主持的"国人年龄相关性黄斑变性（AMD）的发病特征及干预模式的研究"获全国高等学校科技进步奖二等奖。

·学组主持制定《眼科手术器械消毒与灭菌方法指南》。

·在国际上率先完成了中国人AMD的全外显子组测序，发现AMD的新易感基因UBE3D为东亚人群特异易感基因。

（十）免疫学组

·学组召开第五届国际葡萄膜炎研讨会暨2015西南眼科年会。

（十一）视光学组

·召开第二届国际角膜塑形学术论坛（IAOF2015）。

·召开国际近视眼研究大会暨中国第一届近视眼研究大会。

·召开2015年视觉健康创新发展国际论坛。

·完成《我国飞秒激光小切口角膜基质透镜取出术手术规范专家共识（2016年）》。

·2015年组织学组成员在全国各地举办了19次国家级继续教育项目，参会总人数近5000人。

·瞿佳主编，杨智宽、吕帆、陈浩、王雁、陈跃国等参编了"十二五"国家重点音像出版物出版规划项目《中华眼科学操作技术全集》中的"视光学操作技术"章节内容。

·设立"明日之星"——中国眼视光英才计划专项基金，强力支持我国具有潜力的青年才俊进一步提升专业素养，提高领导力，在国内外视觉健康领域崭露头角，成为未来领军人才，首批评出16位"明日之星"。

·设立"爱尔·中国眼视光年度奖"，共设年度贡献奖、年度新秀奖和年度创新团队奖三个奖项，将以每年10万元的形式奖励视觉健康领域从事临床、科研和教育的优秀人才和团队。

·支援西部——2015年3月，学组组织开展川藏青高原光明工程拉萨低视力教室项目的筹备工作。

·继 2012 年中华人民共和国教育部正式将眼视光医学专业（五年制本科教育）纳入本科专业目录以来，除温州医科大学外，教育部首次批准新增南京医科大学、天津医科大学、山东中医药大学、福建医科大学等四所医科院校开办五年制眼视光医学专业，第一批新生将于 2016 年 9 月入学。

·学组达成共识对四年制眼视光本科（理学）毕业生从业后职称晋升序列问题将向有关部门进行反映，争取早日解决。

·学组组长瞿佳为单眼视障人群发声，连续几年在全国两会上提出《关于推进单眼视障者驾车合法化的建议》，并敦促公安等有关部门，维护单眼视障者驾驶的权益，2016 年 4 月新修订的《机动车驾驶证申领和使用规定》（公安部 139 号令）正式施行，新修订的《机动车驾驶证申领和使用规定》充分考虑了瞿佳的提议。

（十二）眼外伤学组

·中华医学会眼科学分会眼外伤学组集体加入亚太眼外伤学会。

·中华医学会眼科学分会眼外伤学组协助组织于新加坡召开的 2016 年度世界与亚太眼外伤大会，并设中国眼外伤专场。

·学组组织召开第 21 届全国眼外伤学术研讨会（21th COTS）暨第二届亚太眼外伤学术会议（2nd APOTS）。

·中山大学中山眼科中心眼外伤科于 2015 年开设"日间病房"。

·由林晓峰牵头的"西部眼科医生培训计划"已正式启动。

·由苏州大学附属理想眼科、Endooptics（bvi 公司，美国）、国际眼外伤协会共同参与的"理想国际眼外伤救助基金"于 2015 年 5 月成立。

·"第一届清华长庚眼外科论坛"于 2015 年 6 月 27 日在北京清华长庚医院举行。

·2015 年 6 月深圳市眼科医院举办深圳市眼外伤专科联盟暨眼外伤高峰论坛；2015 年 11 月深圳市致盲眼病防治暨眼外伤防治联盟高峰论坛在深圳市民中心举行。

·2015 年 12 月 26 日，天津医科大学总医院眼科召开首届眼科 GX 峰会，重点讨论有关开放性眼外伤救治的关键难题和救治规范。

·颜华主编了《实用眼外伤手册》；获一项发明专利：脉络膜、虹膜缝合器（专利号：201520963702.X）；发现治疗新生血管性青光眼的新方法并在 *Journal of Ophthalmology* 发表相关文章。

·胡运韬作为中国科学院深圳先进技术研究院微纳与仿生技术研究所客座研究员，参加国产第一代高分辨率人工电子视网膜的研发。

·中山大学中山眼科中心对严重眼外伤所致眼眶骨缺损的患者，使用数字化 3D 打印置入物进行眶骨缺损整复术，取得了理想的临床疗效。

（十三）眼病理学组

·学组组织召开 2015 年度眼病理学组发展规划研讨会。

·学组组织召开国际白内障高端技术研讨会暨何氏眼科第十九届眼显微外科研讨会。

二、眼科重要学术成果

1. 白内障学组主要学术成果：见表1。

表 1 白内障学组主要学术成果

第一作者	通信作者	期刊	影响因子	题目	年份	卷（期）：页码
Liu Y	Liu Y	BMJ	17.445	China's overuse of inpatient treatment and routine preoperative testing	2015	350：h2918
Guo DD	Bi HS	Cell Prolif	3.084	Zinc oxide nanoparticles inhibit murine photoreceptor-derived cell proliferation and migration via reducing TGF-β and MMP-9 expression in vitro	2015	48 (2)：198-208
Liu Z	Wang W	Histopathology	3.453	Split of Descemet's membrane and pre-Descemet's layer in fungal keratitis：new definition of corneal anatomy incorporating new knowledge of fungal infection	2015	66 (7)：1046-1049
Li Z	Vithana EN	Hum Mol Genet	5.985	A common variant near TGFBR3 is associated with primary open angle glaucoma	2015	24 (13)：3880-3892
Wang S	Wu Q	Invest Ophthalmol Vis Sci	3.427	Decorin prevents retinal pigment epithelial barrier breakdown under diabetic conditions by suppressing p38 MAPK activation	2015	56 (5)：2971-2979
Dong N	Tang X	Invest Ophthalmol Vis Sci	3.427	Baicalein inhibits amadon-glycated albumin-induced MCP-1 expression in retinal ganglion cells via a microRNA-124-dependent mechanism	2015	56 (10)：5844-5853
Zhang JM	Bi HS	Invest Ophthalmol Vis Sci	3.427	Macular choroidal thickness in children：the Shandong children eye study	2015	56 (13)：7646-7652
Yu Y	Yao K	J Cataract Refract Surg	3.02	Evaluation of dry eye after femtosecond laser-assisted cataract surgery	2015	41 (12)：2614-2623
Wang W	Yao K	J Cataract Refract Surg	3.02	Bilateral capsule contraction syndrome-induced ciliary body detachment	2015	41 (2)：468-470
Liu Y	Liu Y	N Engl J Med	55.873	Videos in clinical medicine. Examination of the retina	2015	373 (8)：e9
Zhao L	Zhang L, Liu Y, Yan YB, Zhang K	Nature	41.456	Lanosterol reverses protein aggregation in cataracts	2015	523 (7562)：607-611
Sha F	Bi HS	Neuroscience	3.357	Effects of electroacupuncture on the levels of retinal gamma-aminobutyric acid and its receptors in a guinea pig model of lens-induced myopia	2015	287：164-174
Cen LP	Zhang M	Neuroscience	3.357	Bilateral retinal microglial response to unilateral optic nerve transection in rats	2015	311：56-66

待续

续表1

第一作者	通信作者	期刊	影响因子	题目	年份	卷（期）：页码
Dong N	Tang X	PLoS One	3.057	Study of 27 aqueous humor cytokines in type 2 diabetic patients with or without	2015	10 (4): 1-13
Liu JP	Zhang F	PLoS One	3.057	Influence of uncomplicated phacoemulsification on central macular thickness in diabetic patients: a meta-analysis	2015	10 (5): e0126343
Hu YY	Bi HS	PLOS One	3.057	Effect of cycloplegia on the refractive status of children: the Shandong eye study	2015	10 (2): e0117482
Zhang YY	Bi HS	PLoS One	3.057	Corneal curvature radius and associated factors in Chinese children: the Shandong children eye study	2015	10 (2): e0117481
Gao E	Zhang M	PLoS One	3.057	Comparison of retinal thickness measurements between the topcon algorithm and a graph-based algorithm in normal and glaucoma eyes	2015	10 (6): e0128925
Liu Y	Zhang M	PLoS One	3.057	Statistical analysis of zebrafish locomotor response	2015	10 (10): e0139521
Shentu X	Shentu X	PLoS One	3.057	Identification and functional analysis of a novel MIP gene mutation associated with congenital cataract in a Chinese family	2015	10 (5): e0126679
Ding X	Zhao YE	PLoS One	3.057	The repeatability assessment of three-dimensional capsule-intraocular lens complex measurements by means of high-speed swept-source optical coherence tomography	2015	10 (11): e0142556
Lin D	Liu Y	PLoS One	3.057	10-year overview of the hospital-based prevalence and treatment of congenital cataracts: the CCPMOH experience	2015	10 (11): e0142298
Chen X	Liu Y	Sci Rep	5.578	Invasiveness and metastasis of retinoblastoma in an orthotopic zebrafish tumor model	2015	5: 10351
Chen X	Liu Y, Chen W	Sci Rep	5.578	Efficacy and safety of femtosecond laser-assisted cataract surgery versus conventional phacoemulsification for cataract: a meta-analysis of randomized controlled trials	2015	5: 13123
Lin H	Liu Y, Chen W	Sci Rep	5.578	Capsular outcomes differ with capsulorhexis sizes after pediatric cataract surgery: a randomized controlled trial	2015	5: 16227
Liu Z	Chen W	Sci Rep	5.578	Development and effectsof FTY720 ophthalmic solutionon corneal allograft survival	2015	5: 16468

待续

续表1

第一作者	通信作者	影响因子	题目	期刊	年份	卷（期）：页码
Lin H	Liu Y	33.611	Documenting rare disease data in China	Science	2015	349 (6252)：1064
Qi S	Yao K	5.902	Concise review：induced pluripotency by defined factors：prey of oxidative stress	Stem Cells	2015	33 (5)：1371-1376
中华医学会眼科学分会白内障与人工晶状体学组	姚克	1.031	我国白内障围手术期非感染性炎症反应防治专家共识（2015年）	中华眼科杂志	2015	51 (3)：163-166
中华医学会眼科学分会白内障与人工晶状体学组	姚克	1.031	我国白内障及人工晶状体五年十大研究进展	中华眼科杂志	2015	51 (4)：301-304
姚克	姚克	1.031	我国白内障研究发展方向及面临的问题	中华眼科杂志	2015	51 (4)：241-244
姚克	姚克	1.031	重视飞秒激光辅助白内障手术中可能出现的并发症	中华眼科杂志	2015	51 (4)：245-248
章露易	姚克	1.031	超声乳化白内障吸除术中晶状体后囊膜破裂风险因素分析	中华眼科杂志	2015	51 (4)：282-287
徐雯	徐雯	1.031	虹膜夹持型人工晶状体优于缝状睫状沟缝线固定型人工晶状体治疗无后囊膜支撑的无晶状体眼	中华眼科杂志	2015	51 (4)：259-262
祝凤梅	郑广瑛	1.031	红景天苷对人晶状体上皮细胞氧化损伤保护作用的研究	中华眼科杂志	2015	51 (2)：130-135
黄钰森	谢立信	1.031	透明角膜切口超声乳化白内障吸除术后急性细菌性眼内炎的临床观察	中华眼科杂志	2015	51 (12)：1-6
姚克	姚克	0.437	重视飞秒激光辅助白内障手术中的瞳孔缩小并发症	中华眼视光学与视觉科学杂志	2015	17 (12)：705-707

2. 角膜学组主要学术成果：见表2。

表2　角膜学组主要学术成果

第一作者	通信作者	期刊	题目	影响因子	年份	卷（期）：页码
Xiao B	Chen W	PLoS One	Dynamic ocular surface and lacrimal gland changes induced in experimental murine dry eye	3.057	2015	10 (1): e0115333
Huang T	Huang T	Br J Ophthalmol	Large-diameter deep anterior lamellar keratoplasty for keratoconus: visual and refractive outcomes	3.036	2015	99 (9): 1196-1200
Xu L	Wang Y	J Refract Surg	Comparison of forward light scatter changes between SMILE, femtosecond laser-assisted LASIK, and epipolis LASIK: results of a 1-year prospective study	3.314	2015	31 (11): 752-758
Chen H	Douglas RS	PLoS One	TSH-mediated TNFα production in human fibrocytes is inhibited by teprotumumab, an IGF-1R antagonist	3.057	2015	10 (6): e0130322
He Y	He Y	Transplantation	Effects of adoptive transferring different sources of myeloid-deriver suppressor cells in mice corneal transplantation survival	3.69	2015	99 (10): 2102-2108
Wang Q	Huang J	J Cataract Refract Surg	Anterior chamber depth measurements using scheimpflug imaging and optical coherence tomography: repeatability, reproducibility, and agreement	3.02	2015	41 (1): 178-185
Han Y	Li W, Liu Z	PLoS One	Therapeutic effects of topical netrin-4 inhibits corneal neovascularization in alkali-burn rats	3.057	2015	10 (4): e0122951
Shao Y	Li W, Liu Z	Am J Transl Res	A novel method in preparation of acellular porcine corneal stroma tissue for lamellar keratoplasty	3.146	2015	7 (12): 2612-2629
Zhang J	Li X	Cell Death Dis	Protective effect of autophagy on human retinal pigment epithelial cells against lipofuscin fluorophore A2E: implications for age-related macular degeneration	5.378	2015	6: e1972
Liu Z	Liu Z	PLoS One	Adenomatous polyposis coli mutation leads to myopia development in mice	3.057	2015	10 (10): e0141144
Dong F	Liu Z, Kao WW	Dev Biol	Perturbed meibomian gland and tarsal plate morphogenesis by excess TGFalpha in eyelid stroma	3.155	2015	406 (2): 147-157
Qu Y	Liu Z, Li DQ	PLoS One	Unique expression pattern and functional role of periostin in human limbal stem cells	3.057	2015	10 (2): e0117139
Poon MW	Liu Z, Lian Q	PLoS One	Human ocular epithelial cells endogenously expressing SOX2 and OCT4 Yield high efficiency of pluripotency reprogramming	3.057	2015	10 (7): e0131288

待续

续表2

第一作者	通信作者	期刊	影响因子	题目	年份	卷（期）：页码
Huang J	Wang Q	J Cataract Refract Surg	3.02	Repeatability and reproducibility of ocular biometry using a new noncontact optical low-coherence interferometer	2015	41 (10): 2233-2241
Huang J	Wang Q	PLoS One	3.057	Precision and agreement of corneal power measurements obtained using a new corneal topographer OphthaTOP	2015	10 (1): e109414
Hua Y	Wang Q	PLoS One	3.057	Keratometric index obtained by fourier-domain optical coherence tomography	2015	10 (4): e0122441
Bao F	Wang Q	PloS One	3.057	Effect of misalignment between successive corneal videokeratography maps on the repeatability of topography	2015	10 (11): e0139541
Wang S	Wang Z	Biomaterials	8.387	Treatment with mPEG-SPA improves the survival of corneal grafts in rats by immune camouflage	2015	43: 13-22
Huang M	Wang Z	Cell Tissue Res	2.948	Roles of limbal microvascular net and limbal stroma in regulating maintenance of limbal epithelial stem cells	2015	359 (2): 547-563
Liu J	Wang Z	Oxid Med Cell Longev	4.492	Increased oxidative stress as a selective anticancer therapy	2015	2015: 294303
Zhou Q, Liu Z	Wang Z	Tissue Eng Part C Methods	4.448	Reconstruction of highly proliferative auto-tissueengineered lamellar cornea enhanced by embryonic stem cell	2015	21 (7): 639-648
Guo CL.	Wu XG	RSC Advances	3.289	Enhanced corneal permeation of coumarin-6 using nanoliposomes containing dipotassium glycyrrhizinate; in vitro mechanism/in vivo permeation evaluation	2015	5 (92): 2808-2816
Guo CL, Zhang Y	Wu XG	Sci Rep	5.228	Nanomicelle formulation for topical delivery of cyclosporine A into the cornea; in vitro mechanism and in vivo permeation evaluation	2015	5: 22968
Gao J, Wang Y	Xie L	Invest Ophthalmol Vis Sci	3.427	MicroRNA-204-5p-mediated regulation of SIRT1 contributes to the delay of epithelial cell-cycle traversal in diabetic corneas	2015	56 (3): 1493-1504
Zhou Q	Xie L	Stem Cells	5.902	Ciliary neurotrophic factor promotes the activation of corneal epithelial stem/progenitor cells and accelerates cornealepithelial wound healing	2015	7 (12): 2612-2629
Zhang J	Xu J	PLoS One	3.057	Association of common variants in LOX with keratoconus; a meta-analysis	2015	10 (12): e0145815
Xiang J	Xu J	Mater Sci Eng C Mater Biol Appl	3.42	T-style keratoprosthesis based on surface-modified poly (2-hydroxyethyl methacrylate) hydrogel for cornea repairs	2015	50: 274-285
Hong J	Xu J	PLoS One	3.057	Limitations of keratoplasty in China; a survey analysis	2015	10 (7): e0132268

待续

续表2

第一作者	通信作者	期刊	影响因子	题目	年份	卷（期）：页码
Liu Z	Yang L	Sci Rep	5.228	Potential analgesic effects of a novel N-acylethanolamine acid amidase inhibitor F96 through PPAR-alpha	2015	5: 13565
Jin L	Yang XB	Opt Express	3.148	Sclerectomy with nanojoule energy level per pulse by femtosecond fiber laser in vitro	2015	23（17）: 22012-22023
Zheng J	Yu X	Rheumatology (Oxford)	4.524	The GTF2I rs117026326 polymorphism is associated with anti-SSA-positive primary Sjögren's syndrome	2015	54 (3): 562-564
Zhang MC	Zhang MC	Am J Transplan	5.683	Lamellar keratoplasty treatment of fungal corneal ulcers with acellular porcine corneal stroma	2015	15 (4): 1068-1075
Liu X	Zhang MC	Cell Cycle	3.952	LIF-JAK1-STAT3 signaling delays contact inhibition of human corneal endothelial cells	2015	14 (8): 1197-1206
Ru Y	Zhao S, Zhang Y	Sci Rep	5.228	α-Melanocyte-stimulating hormone ameliorates ocular surface dysfunctions and lesions in a scopolamine-induced dry eye model via PKA-CREB and MEK-Erk pathways.	2015	5: 18619
Huang R	Zheng J	J Autoimmun	7.76	The amino acid variation within the binding pocket 7 and 9 of HLA-DRB1 molecules are associated with primary Sjögren's syndrome	2015	57: 53-59
Chen L	Zhou Y	Sci Rep	5.228	The oxidant role of 4-hydroxynonenal in corneal epithelium	2015	5: 10630
Liu X	Zhu YT, Zhang MC	Cell Cycle	3.952	LIF-JAK1-STAT3 signaling delays contact inhibition of human corneal endothelial cells	2015	14 (8): 1197-11206

3. 免疫学组主要学术成果：见表3。

表3　免疫学组主要学术成果

第一作者	通信作者	影响因子	题目	期刊	年份	卷（期）：页码
Hou S	Yang P	6.75	Genetic variations of IL17F and IL23A show associations with Behcet's disease and Vogt-Koyanagi-Harada syndrome	Ophthalmology	2015	122 (3): 518-523
Cao X	Yang P	3.036	No association between Bach2 gene polymorphisms with Vogt-Koyanagi-Harada syndrome (VKH) and Behcet's disease (BD) in a Chinese Han population	Br J Ophthalmol	2015	99 (8): 1150-1154
Wu J	Wu X	3.375	The crosstalk between TLR2 and NOD2 in Aspergillus fumigatus keratitis	Mol Immuno	2015	64 (2): 235-243
Fang J	Yang P	3.427	Association between copy number variations of TLR7 and ocular Behcet's disease in a Chinese Han population	Invest Ophthalmol Vis Sci	2015	56 (3): 1517-1523
Qiu Y	Yang P	5.228	Downregulating p22phox ameliorates inflammatory response in Angiotensin II-induced oxidative stress by regulating MAPK and NF-kappaB pathways in ARPE-19 cells	Sci Rep	2015	5: 14361
Liao D	Yang P	5.228	Copy number variants and genetic polymorphisms in TBX21, GATA3, Rorc, Foxp3 and susceptibility to Behcet's disease and Vogt-Koyanagi-Harada syndrome	Sci Rep	2015	5: 9511
Xu D	Yang P	5.228	Copy number variations and gene polymorphisms of complement components in ocular Behcet's disease and Vogt-Koyanagi-Harada syndrome	Sci Rep	2015	5: 12989
Zhang L	Yang P	3.427	Association of ERAP1 gene polymorphisms with Behcet's disease in Han Chinese	Invest Ophthalmol Vis Sci	2015	56 (10): 6029-6035
Li H	Yang P	3.427	Association of genetic variations in TNFSF15 with acute anterior uveitis in Chinese han	Invest Ophthalmol Vis Sci	2015	56 (8): 4605-4610
Zhang D	Yang P	3.418	High-salt enhances the inflammatory response by retina pigment epithelium cells following lipopolysaccharide stimulation	Mediators Inflamm	2015	2015: 197521
Hou S	Yang P	3.364	Molecular genetic advances in uveitis	Prog Mol Biol Transl Sci	2015	134: 283-298
Sheng X	Yang P	3.694	Whole exome sequencing confirms the clinical diagnosis of Marfan syndrome combined with X-linked hypophosphatemia	J Transl Med	2015	13: 179
Yu H	Yang P	5.089	FAS gene copy numbers are associated with susceptibility to Behcet disease and VKH syndrome in Han Chinese	Hum Mutat	2015	36 (11): 1064-1069
刘新书	张美芬	1.031	葡萄膜炎继发黄斑水肿及其药物治疗	中华眼科杂志	2015	51 (2): 151-154
刘新书	张美芬	1.031	结膜下注射曲安奈德治疗葡萄膜炎继发黄斑水肿的临床观察	中华眼科杂志	2015	51 (10): 734-738

4. 防盲学组主要学术成果：见表 4。

表 4　防盲学组主要学术成果

第一作者	通信作者	期刊	影响因子	题目	年份	卷（期）：页码
Wang L	Zhang S	Br J Ophthalmol	3.036	Anterior chamber interleukin 1β, interleukin 6 and prostaglandin E2 in patients undergoing femtosecond laster-assisted cataract surgery	2015	100 (4): 579-582
Liu Q	Jia Y	Br J Ophthalmol	3.036	Iris autofluorescence in Fuchs' heterochromic uveitis	2016	pii: bjophthalmol-2015-307246
Chen MB	Lu PH	Carcinogenesis	5.334	C6 ceramide dramatically increases vincristine sensitivity both in vivo and in vitro, involvingAMP-activated protein kinase-p53 signaling	2015	36 (9): 1061-1070
Li YJ	Yan B	Cell Physiol Biochem	3.55	Repertoires of autophagy in the pathogenesis of ocular diseases	2015	35 (5): 1663-1676
Song HY	Zhao SH	Cell Physiol Biochem	3.55	SiRNA directed against annexin II receptor inhibits angiogenesis via suppressing MMP2 and MMP9 expression	2015	35 (3): 875-884
Yan B	Jiang Q	Circ Res	11.089	LncRNA-MIAT regulates microvascular dysfunction by functioning as a competing endogenous RNA	2015	116 (7): 1143-1156
Li Z	Khor CC, Vithana EN	Hum Mol Genet	6.393	A common variant near TGFBR3 is associated with primary open angle glaucoma	2015	24 (13): 3880-3892
Wang XQ	Zhou XY	Int J Ophthalmic	3.057	Clinical relevance of the glucocorticoid receptor fene polymorphisms in glucocorticoid-induced ocular hypertension and primary open angle glaucoma	2015	8 (1): 169-173
Pan CW, Chen Q	Zhong H	Invest Ophthalmol Vis Sci	3.427	Ethnic variations in myopia and ocular biometry among adults in a rural community in China; the Yunman minority eye studies	2015	56 (5): 3235-3241
Zhang JM	Bi HS	Invest Ophthalmol Vis Sci	3.427	Macular choroidal thickness in children; the Shandong children eye study	2015	56 (13): 7646-7652
Yu J	Duan X	Invest Ophthalmol Vis Sci	3.427	Suppression of type I collagen expression by miR-29b via PI3K, Akt, and Sp1 pathway, Part II; an in vivo	2015	56 (10): 6019-6028
Zhang YM	Jiang Q, Fan DL, Cao C	J Invest Dermatol	6.372	Requirement of Gai1/3-Gab1 signaling complex for keratinocyte growth factor-induced PI3K-AKT-mTORC1 activation	2015	135 (1): 181-191
He M	He M	JAMA	37.684	Effect of time spent outdoors at school on the development of myopia among children in China; a randomized clinical trial	2015	314 (11): 1142-1148
Song HY	Zhao SH	Nanomedicine	5.41	Serum adsorption, cellular internalization and consequent impact of cuprous oxide nanoparticles on uveal melanoma cells; implications for cancer therapy	2015	10 (24): 3547-3562

待续

续表4

第一作者	通信作者	期刊	影响因子	题目	年份	卷（期）：页码
Cen LP	Zhang M	Neuroscience	3.357	Bilateral retinal microglial response to unilateral optic nerve transection in rats	2015	311：56~66
Xiao O	He M	Ophthalmology	6.75	Prevalence of amblyopia in school-aged children and variations by age, gender, and ethnicity in a multi-country refractive error study	2015	122（9）：1924~1931
Jin P	Zou H	PLoS One	3.057	A five-year prospective study of diabetic retinopathy progression in chinese type 2 diabetes patients with "well-controlled" blood glucose	2015	10（4）：e0123449
Zhu M	Zou H	PLoS One	3.057	Changes of vision-related quality of life in retinal detachment patients after cataract surgery	2015	10（3）：e0120505
Dong J	Wang X	PLoS One	3.057	Comparison of anterior segment biometric measurements between pentacam HR and IOLMaster in normal and high myopic eyes	2015	10（11）：e0143110
Gao E	Chen X	PLoS One	3.234	Comparison of retinal thickness measurements between the topcon algorithm and a graph-based algorithm in normal and glaucoma eyes	2015	10（6）：e0128925
Zhang YY	Bi HS	PLOS One	3.057	Corneal curvature radius and associated factors in Chinese children: the Shandong children eye study	2015	10（2）：e0117481
Zhu X	Zou H	PLoS One	3.057	Disparities between ophthalmologists and patients in estimating quality of life associated with diabetic retinopathy	2015	10（12）：e0143678
Hu YY	Bi HS	PLOS One	3.057	Effect of cycloplegia on the refractive status of children: the Shandong children eye study	2015	10（2）：e0117482
Jin P	Zou H	PLoS One	3.057	Screening for significant refractive error using a combination of distance visual acuity and near visual acuity	2015	10（2）：e0117399
Liu Y	Zhang M, Ma P, Leung YF	PLoS One	3.057	Statistical analysis of zebrafish locomotor response	2015	10（10）：e0139521
Zhou Y	Wang D	Theranostics	8.854	Targeted antiangiogenesis gene therapy using targeted cationic microbubbles conjugated with CD105 antibody compared with untargeted cationic and neutral microbubbles	2015	5（4）：399~417
朱蓉嵘	管怀进	中华眼科杂志	1.031	江苏省阜宁县50岁及以上人群原发性前房角关闭患病率调查	2015	51（7）：487~492
邹海东	邹海东	中华眼视光学与视觉科学杂志	0.437	扎实深入推进我国儿童青少年屈光发育档案的建立	2015	17（10）：581~584
邹海东	许迅	中华医学杂志	1.091	从糖尿病视网膜病变防控角度谈血糖控制	2015	95（32）：2577~2578

5. 眼视光学组主要学术成果：见表5。

表5　眼视光学组主要学术成果

第一作者	通信作者	期刊	影响因子	题目	年份	卷（期）：页码
Zhang S	Chen JF	Invest Ophthalmol Vis Sci	3.427	Adenosine A1 receptors selectively modulate oxygen-induced retinopathy at the hyperoxic and hypoxic phases by distinct cellular mechanisms	2015	56 (13): 8108-8119
Li H	Hou L	Exp Dermatol	3.071	Receptor tyrosine kinase Kit action in skin melanocytes: is it exclusively cell autonomous?	2015	24 (12): 920-921
Dai X	Hou L	Pigment Cell Melanoma Res	4.739	Regulation of pigmentation by microRNAs: MITF-dependent microRNA-211 targets TGF-b receptor 2	2015	28 (2): 217-222
Shi S, Zhang Z	Li X	Sci Rep	5.228	Chitosan grafted methoxy poly (ethylene glycol) -poly (ε-caprolactone) nanosuspension for ocular delivery of hydrophobic diclofenac	2015	5: 11337
Li Y	Li Z, Chen JF	Neuropsychopharmacology	7.825	Optogenetic activation of adenosine A2A receptor signaling in the dorsomedial striatopallidal neurons suppresses goal-directed behavior	2016	41 (4): 1003-1013
Liu X	Lu F	Am J Ophthalmol	4.069	Macular thickness profiles of intraretinal layers in myopia evaluated by ultrahigh-resolution optical coherence tomography	2015	160 (1): 53-61
Yan T	Qu J, Zhou X	Invest Ophthalmol Vis Sci	3.427	Daily injection but not continuous infusion of apomorphine inhibits form-deprivation myopia in mice	2015	56 (4): 2475-2485
An J, Chen X	Yan D, Tu L	Invest Ophthalmol Vis Sci	3.427	MicroRNA expression profile and the role of mir-204 in corneal wound healing	2015	56 (6): 3673-3683
Li W	Yao Q	ACS Appl Mater Interfaces	7.332	Multifunctional chitosan-45S5 bioactive glass-poly (3-hydroxybutyrate-co-3-hydroxyvalerate) microsphere	2015	7 (37): 20845-20854
Luo Z, Shi S	Chen H, Li X	Colloids B Biointerfaces	4.269	Cationic micelle based vaccine induced potent humoral immune response through enhancing antigen uptake and formation of germinal center	2015	135: 556-564
Xie B, Jin L	Chen H, Li X, Song Z	Int J Pharm	4.248	An injectable thermosensitive polymeric hydrogel for sustained release of Avastin© to treat posterior segment disease	2015	490 (1-2): 375-383
Lin QK	Chen H, Lin QK	J Mater Chem B	4.879	Hydrated polysaccharide multilayer as an intraocular lens surface coating for biocompatibility improvement	2015	3: 3695-3703

待续

续表5

第一作者	通信作者	期刊	影响因子	题目	年份	卷（期）：页码
Gu B	Cheng L	Invest Ophthalmol Vis Sci	3.427	Real-time monitoring of suprachoroidal space (SCS) following SCS injection using ultra-high resolution optical coherence tomography in guinea pig eyes	2015	56 (6): 3623-3634
Chen M	Cheng L	J Control Release	8.407	Safety and pharmacodynamics of suprachoroidal injection of triamcinolone acetonide as a controlled ocular drug release model	2015	203: 109-117
Ma X	Hou L	Am J Pathol	4.866	Does a microphthalmia-associated transcription factore pigment epitheliume derived factor axis exist in all types of pigment cells?	2015	185 (12): 3361-3362
Huang XF	Jin ZB	Genet Med	6.511	Identification of false-negative mutations missed by next-generation sequencing in retinitis pigmentosa patients: a complementary approach to clinical genetic diagnostic testing	2015	17 (4): 307-311
Zhang W	Liu Y	Sci Rep	5.228	Multifunctional glucose biosensors from Fe_3O_4 nanoparticles modified chitosan/graphene nanocomposites	2015	5: 11129
Lin M	Liu Y, Dai L	Mater Sci Eng C Mater Biol Appl	3.338	Ocular biocompatibility evaluation of hydroxyl functionalized grapheme	2015	50: 300-308
Cheng RM	Liu Y, Dai L	Polym Chem	5.632	Graphene oxide complex as a pH-sensitive antitumor drug	2015	6 (13): 2401-2406
Yang M, Liang Y	Liu Y, Dai L	Sci Rep	5.228	Multifunctional luminescent nanomaterials from NaLa (MoO4) 2: Eu^{3+}/Tb^{3+} with tunable decay lifetimes, emission colors and enhanced cell viability	2015	5: 11844
Sen L	Nan KH, Chen H	J Mater Chem B	4.879	A novel legumain protease-activated micelle cargo enhances anticancer activity and cellular internalization of doxorubicin	2015	3 (29): 6001-6012
Zheng Q, Ren Y	Qu J, Chen W	Exp Eye Res	3.035	Reactive oxygen species activated NLRP3 inflammasomes initiate inflammation in hyperosmolarity stressed human corneal epithelial cells and environment-induced dry eye patients	2015	134: 133-140
Huang XF	Qu J, Jin ZB	Genet Med	6.511	Genotype-phenotype correlation and mutation spectrum in a large cohort of patients with inherited retinal dystrophy revealed by next-generation sequencing.	2015	17 (4): 271-278
Xu Z	Shen M	Am J Ophthalmol	4.069	Reliability of pentacam HR thickness maps of the entire cornea in normal, post-laser in situ keratomileusis, and keratoconus eyes	2016	162: 74-82

待续

续表5

第一作者	通信作者	期刊	影响因子	题目	年份	卷（期）：页码
Wu W	Wu W	Am J Ophthalmol	4.069	Endoscopic medial orbital fat decompression for proptosis in type 1 graves orbitopathy	2015	159 (2): 277-284
Chen Q	Yao Q, Boccaccini AR	ACS Appl Mater Interfaces	7.332	Cellulose nanocrystals-bioactive glass hybrid coating as bone substitutes by electrophoretic co-deposition: in situ controlof mineralization of bioactive glass and enhancement of osteoblastic performance	2015	7 (44): 24715-24725
Bao F	Yu A	Exp Eye Res	3.035	Evaluation of the relationship of corneal biomechanical metrics with physical intraocular pressure and central corneal thickness in ex vivo rabbit eye globes	2015	137: 11-17
Pan AP	Yu AY	Am J Ophthalmol	4.069	Correlation among lens opacities classification system III grading, visual function index-14, pentacam nucleus staging, and objective scatter index for cataract assessment	2015	159 (2): 241-247
Chen X, Sheng X	Zhao C	Sci Rep	5.228	Targeted next-generation sequencing reveals novel EYS mutations in Chinese families with autosomal recessive retinitis pigmentosa	2015	5: 8927

6. 视觉生理学组主要学校成果：见表 6。

表 6　视觉生理学组主要学术成果

第一作者	通信作者	影响因子	题目	期刊	年份	卷（期）：页码
Ruan J	Gu P	11.382	Enhanced physicochemical and mechanical performance of chitosan-grafted graphene oxide for superior osteoinductivity	Adv Functi Materi	2015	26 (7)
Xie Q	Gu P, Fan XQ	8.387	The role of miR-135-modified adipose-derived mesenchymal stem cells in bone regeneration.	Biomaterials	2015	75: 279-294
Xie Q	Gu P, Fan XQ	8.387	Characterization of human ethmoid sinus mucosa derived mesenchymal stem cells (hESMSCs) and the application of hESMSCs cell sheets in bone regeneration	Biomaterials	2015	66: 67-82
Wang Z	Gu P, Fan XQ	5.228	A regulatory loop containing miR-26a, GSK3β and C/EBPα regulates the osteogenesis of human adipose-derived mesenchymal stem cells	Sci Rep	2015	5: 15280
Zhang D	Ji J, Gu P, Fan XQ	5.228	Electrospun SF/PlCL nanofibrous membrane: a potential scaffold for retinal progenitor cell proliferation and differentiation	Sci Rep	2015	5: 14326
Zheng S	Lei B	3.427	Activation of liver X receptor protects inner retinal damage induced by N-methyl-D-aspartate	Invest Ophthalmol Vis Sci	2015	56 (2): 1168-1180
Yang H	Lei B	3.04	Modulating of ocular inflammation with macrophage migration inhibitory factor is associated with Notch signaling in experimental autoimmune uveitis	Clin Exp Immunol	2015	183 (2): 280-293
Tao LF	Lei B	4.667	Angiotensin-converting enzyme 2 activator diminazene aceturate prevents lipopolysaccharide-induced inflammation by inhibiting MAPK and NF-κB pathways in human retinal pigment epithelium	J Neuroinflammation	2015	13 (1): 35
Sheng XL	Sheng XL, Zhao C	3.694	Whole exome sequencing confirms the clinical diagnosis of Marfan syndrome combined with X-linked hypophosphatemia	J Transl Med	2015	13: 179
Qiu YG	Lei B	5.228	Downregulating p22phox ameliorates inflammatory response in Angiotensin II-induced oxidative stress by regulating MAPK and NF-κB pathways in ARPE-19 cells	Sci Rep	2015	5: 14362
Chen G	Li WS	3.039	Bevacizumab versus Ranibizumab for Neovascular Age-Related Macular Degeneration: A Meta-Analysis of Randomized Controlled Clinical Trials	Retina	2015	35 (2): 187-193

待续

续表6

第一作者	通信作者	期刊	影响因子	题目	年份	卷（期）：页码
Chen G, Radouil Tzekov	Li WS	Sci Rep	5.228	Pharmacogenetics of complement factor H Y402H polymorphism and treatment of neovascular age-related macular degeneration with anti-vascular endothelial growth factor agents: a meta-analysis	2015	5: 14517
Li FL	Xu HW, Yin ZQ	Exp Eye Res	3.023	Subretinal transplantation of retinal pigment epithelium overexpressing fibulin-5 inhibits laser-induced choroidal neovascularization in rats	2015	136: 78–85
Song WL	Yang WL	Sci Rep	5.228	One-step generation of multipartite entanglement among nitrogen-vacancy center ensembles	2015	5: 7755
Gao LX	Xu HW, Yin ZQ	Exp Eye Res	3.023	Neuroprotective effect of memantine on the retinal ganglion cells of APPswe/ PS1ΔE9 mice and its immunomodulatory mechanisms	2015	135: 47–58
Jian Q	Li YC, Yin ZQ	Exp Eye Res	3.023	Rat BMSCs initiate retinal endogenous repair through NGF/TrkA signaling	2015	132: 34–47
Li FL	Xu HW, Yin ZQ	Exp Eye Res	3.023	Subretinal transplantation of retinal pigment epithelium overexpressing fibulin-5 inhibits laser-induced choroidal neovascularization in rats	2015	136: 78–85
Jian Q	Li YC, Yin ZQ	Exp Eye Res	3.023	Rat MSCs initiate retinal endogenous repair through NGF/TrkA signaling	2015	132: 34–47
Zhou PY	Peng GH, Yin ZQ	J Cell Sci	4.706	c-Kit+ cells isolated from human fetal retinas represent a new population of retinal progenitor cells	2015	128 (11): 2169–2178
李文生	李文生	中华实验眼科杂志	0.316	人工视觉假体治疗视网膜变性疾病的转化研究现状、挑战与展望	2015	33 (2): 97–102
张季娜	赵堪兴	中华实验眼科杂志	0.316	视频眼动仪系统测量的精确度及不同红外照明强度的影响	2015	33 (12): 1118–1121

7. 青光眼学组主要学术成果：见表 7。

表 7　青光眼学组主要学术成果

第一作者	通信作者	期刊	影响因子	题目	年份	卷（期）：页码
Lei Y	Sun X	Invest Ophthalmol Vis Sci	3.427	Aqueous humor outflow physiology in NOS3 knockout mice	2015	56 (8): 4891−4898
Wang W	Zhang X	Invest Ophthalmol Vis Sci	3.427	Corneal deformation response in patients with primary open-angle glaucoma and in healthy subjects analyzed by corvis ST	2015	56 (9): 5557−5565
Zhang S	Zhang C, Wang N	Invest Ophthalmol Vis Sci	3.427	Retinotopic changes in the gray matter volume and cerebral blood flow in the primary visual cortex of patients with primary open-angle glaucoma	2015	56 (10): 6171−6178
Jonas JB	Xu L	Acta Ophthalmol	3.032	Incident retinal vein occlusions and estimated cerebrospinal fluid pressure. The Beijing Eye Study	2015	93 (7): e522−e526
Zhang Z	Li J, Wang N	Acta Ophthalmol	3.032	Intracranial pressure fluctuations: a potential risk factor for glaucoma?	2015	93 (1): e84−e85
Zhang Z	Wang N	Acta Ophthalmol	3.032	Dynein, kinesin and morphological changes in optic nerve axons in a rat model with cerebrospinal fluid pressure reduction: the Beijing Intracranial and Intraocular Pressure (iCOP) study	2015	93 (3): e266−e275
Chen S	Zhang X	Acta Ophthalmol	3.032	Soluble CD44 and vascular endothelial growth factor levels in patients with acute primary angle closure	2015	93 (4): e261−e265
Chen S	Ding X, Zhang X	Acta Ophthalmol	3.032	Levels of angiogenesis-related vascular endothelial growth factor family in neovascular glaucoma eyes	2015	93 (7): e556−e560
Gao X	Zhang X	Acta Ophthalmol	3.032	Chemokine (C-C motif) ligand 2 and chemokine (C-C motif) ligand 7 in angle-closure glaucoma	2015	93 (3): e220−e224
Li Z	Zhang X	Acta Ophthalmol	3.032	Enhanced depth imaging-optical coherence tomography of the choroid in moderate and severe primary angle-closure glaucoma	2015	93 (5): e349−e355
Wang J	Zhang X	Acta Ophthalmol	3.032	Intravitreal triamcinolone acetonide, retinal microglia and retinal ganglion cell apoptosis in the optic nerve crush model	2016	94 (5): e305−e311
Wang J	Zhang X	Acta Ophthalmol	3.032	Aqueous humor concentration of VEGF and retinal oxygen saturation after unilateral acute primary angle closure	2015	93 (4): e380−e385
Zhou M	Zhang X	Acta Ophthalmol	3.032	Author response: Is increased choroidal thickness associated with primary-angle closure?	2015	93 (1): e83

待续

续表7

第一作者	通信作者	期刊	影响因子	题目	年份	卷（期）：页码
Huang W	Zhang X	Am J Ophthalmol	4.069	Morphology and vascular layers of the choroid in stargardt disease analyzed using spectral-domain optical coherence tomography	2015	160 (6): 1311
Li SM	Wang N	Br J Ophthalmol	3.036	Peripheral refraction in 7-and 14-year-old children in central China: the Anyang Childhood Eye Study.	2015	99 (5): 674–679
Shi Y	Wang N	Br J Ophthalmol	3.036	Microcatheter-assisted trabeculotomy versus rigid probe trabeculotomy in childhood glaucoma	2015	pii: bjophthalmol-2015 -307880
Gong L	Sun X	Br J Ophthalmol	3.036	A randomised, parallel-group comparison study of diquafosol ophthalmic solution in patients with dry eye in China and Singapore	2015	99 (7): 903–908
Yan Z	Zhuo Y	Exp Eye Res	3.035	Analysis of a method for establishing a model with more stable chronic glaucoma in rhesus monkeys	2015	131: 56–62
Yang H	Sun X, Yu DY	Exp Eye Res	3.035	Intracellular cytoskeleton and junction proteins of endothelial cells in the porcine iris microvasculature	2015	140: 106–116
Yang H	Sun X, Yu DY	Exp Eye Res	3.035	Quantitative study of the microvasculature and its endothelial cells in the porcine iris	2015	132: 249–258
Li Z	Khor CC, Vithana EN	Hum Mol Genet	5.985	A common variant near TGFBR3 is associated with primary open angle glaucoma	2015	24 (13): 3880–3892
Sun L	Zhang Y	Int J Mol Sci	3.257	Chloride channel modulates ECM synthesis, differentiation, and migration of human conjunctival fibroblasts via the PI3K/Akt signaling pathway	2015	17 (6)
Atchison DA	Wang N	Invest Ophthalmol Vis Sci	3.427	Relative peripheral hyperopia does not predict development and progression of myopia in children	2016	56 (10): 6162–6170
Li SM	Wang N	Invest Ophthalmol Vis Sci	3.427	Time outdoors and myopia progression over 2 years in chinese children: the anyang childhood eye study	2015	56 (8): 4734–4740
Li SM	Li SM	Invest Ophthalmol Vis Sci	3.427	Paraxial schematic eye models for 7-and 14-year-old Chinese children	2015	56 (6): 3577–3583
Tan CH	Wang N	Invest Ophthalmol Vis Sci	3.427	Dynamic change of optical quality in patients with dry eye disease	2015	56 (5): 2848–2854

待续

续表7

第一作者	通信作者	期刊	影响因子	题目	年份	卷（期）：页码
Zhang S	Zhang C, Wang N	Invest Ophthalmol Vis Sci	3.427	Retinotopic changes in the gray matter volume and cerebral blood flow in the primary visual cortex of patients with primary open-angle glaucoma	2015	56 (10): 6171-6178.
Zhang Z	Wang N	Invest Ophthalmol Vis Sci	3.427	Axonal transport in the rat optic nerve following short-term reduction in cerebrospinal fluid pressure or elevation in intraocular pressure	2015	56 (8): 4257-4266
Zhang Z	Wang N	Invest Ophthalmol Vis Sci	3.427	Glaucoma and the role of cerebrospinal fluid dynamics	2015	56 (11): 6632
Chen Y	Sun X	Invest Ophthalmol Vis Sci	3.427	Genetic variants associated with different risks for high tension glaucoma and normal tension glaucoma in a Chinese population	2015	56 (4): 2595-2600
Dai Y	Sun X	Invest Ophthalmol Vis Sci	3.427	Ophthalmoscopic-perspectively distorted optic disc diameters and real disc diameters	2015	56 (12) 7076-7083
Luo H	Lin Y, Yang Z	Invest Ophthalmol Vis Sci	3.427	Evaluation of the association between common genetic variants near the ABCA1 gene and primary angle closure glaucoma in a Han Chinese population	2015	56 (11): 6248-6254
Wen W	Sun X, He S	Invest Ophthalmol Vis Sci	3.427	Novel motion-on-color paradigm for isolating magnocellular pathway function in preperimetric glaucoma	2015	56 (8): 4439-4446
Yu J	Jiang C	Invest Ophthalmol Vis Sci	3.427	Macular perfusion in healthy Chinese: an optical coherence tomography angiogram study	2015	56 (5) 3212-3217
Lu W	Mitchell CH	Invest Ophthalmol Vis Sci	3.427	Rat, mouse, and primate models of chronic glaucoma show sustained elevation of extracellular ATP and altered purinergic signaling in the posterior eye	2015	56 (5): 3075-3083
Su Y	Wang F	Invest Ophthalmol Vis Sci	3.427	Arsenic trioxide inhibits proliferation of rabbit tenon's capsule fibroblasts after trabeculectomy by downregulating expression of extracellular matrix proteins	2015	56 (11): 6663-6670
Chi W	Zhou Y	J Neuroinflammation	4.667	HMGB1 promotes the activation of NLRP3 and caspase-8 inflammasomes via NF-kappaB pathway in acute glaucoma	2015	12: 137
Li X	Zhang X	Lancet	44.002	Female doctors in China: challenges and hopes	2015	386 (10002): 1441-1442

待续

续表7

第一作者	通信作者	期刊	影响因子	题目	年份	卷（期）：页码
Skowronska-Krawczyk D	Liu Y, Zhang K	Mol Cell	13.958	P16INK4a upregulation mediated by SIX6 defines retinal ganglion cell pathogenesis in glaucoma	2015	2015, 59 （6）： 931-940
Wong M	Huong P	Mol Neurobiol	5.397	Therapeutic retrobulbar inhibition of STAT3 protects ischemic retina ganglion cells	2015	52 (3): 1364-1377
Cheng CY	Cheng CY, Wong TY, Khor CC	Nat Commun	11.329	Corrigendum: new loci and coding variants confer risk for age-related macular degeneration in East Asians	2015	6: 6817
Cheng CY	Cheng CY, Wong TY, Khor CC	Nat Commun	11.329	New loci and coding variants confer risk for age-related macular degeneration in East Asians	2015	6: 6063
Aung T	Aung T, khor CC	Nat Genet	31.616	A common variant mapping to CACNA1A is associated with susceptibility to exfoliation syndrome	2015	47 (4): 387-392
Hong J	Liu Z	Ophthalmology	6.75	Re: Wang et al.: Quantitative measurements of the ciliary body in eyes with malignant glaucoma after trabeculectomy using ultrasound biomicroscopy (Ophthalmology, 2014, 121: 862-869)	2015	122 (1): e4
Li SM	Wang N	PLoS One	3.057	Efficacy of Chinese eye exercises on reducing accommodative lag in school-aged children: a randomized controlled trial	2015	10 (3): e0117552
Li SM	Wang N	PLoS One	3.057	Near work related parameters and myopia in Chinese children: the Anyang childhood eye study	2015	10 (8): e0134514
Wen J	Wang N	PLoS One	3.057	Comparisons of different metabolic syndrome definitions and associations with coronary heart disease, stroke, and peripheral arterial disease in a rural Chinese population	2015	10 (5): e0126832
Yu N	Zhuang J, Yu K, Liu X	PLoS One	3.057	Tetramethylpyrazine （TMP）, an active ingredient of Chinese herb medicine chuanxiong, attenuates the degeneration of trabecular meshwork through SDF-1/CXCR4 Axis	2015	10 (8): e0133055
Fang Y	Xu J	PLoS One	3.057	Limitations of keratoplasty in China: a survey analysis	2015	10 (7): e0132268

待续

续表7

第一作者	通信作者	期刊	影响因子	题目	年份	卷（期）：页码
Qiu C	Qian S	PLoS One	3.057	Axial myopia is associated with visual field prognosis of primary open-angle glaucoma	2015	10 (7)：e0133189
Zhu Y	Zhuo Y	PLoS One	3.057	Clinical outcomes of FP-7/8 ahmed glaucoma valves in the management of refractory glaucoma in the mainland chinese population	2015	10 (5)：e0127658
Huang W	Zhang X	PLoS One	3.057	Anterior and posterior ocular biometry in healthy Chinese subjects: data based on AS-OCT and SS-OCT	2015	10 (3)：e0121740
Wong M	Huang P	PLoS One	3.057	T-helper1/T-helper2 cytokine imbalance in the iris of patients with glaucoma	2015	10 (3)：e0122184
Jonas JB	Xu L	Prog Retin Eye Res	9.397	Facts and myths of cerebrospinal fluid pressure for the physiology of the eye	2015	46：67–83
Qi Y	Wang N	Retina	3.039	Posterior scleral reinforcement and vitrectomy for myopic foveoschisis in extreme myopia	2015	35 (2)：351–357
Dai Y	Sun X	Retina	3.039	Unilateral peripapillary intrachoroidal cavitation and optic disk rotation	2015	35 (4)：655–659
Gao J	Wang N	Sci Rep	5.228	Retinal vessels change in primary angle-closure glaucoma: the Handan Eye Study	2015	5：9585
Zhang X	Zhang X	Surv Ophthalmol	3.292	Choroidal physiology and primary angle closure disease	2015	60 (6)：547–556
游勇	刘旭阳	中华实验眼科杂志	0.316	正常人眶内段视神经的CT重建和参数测量	2015	33 (11) 1015–1018
张烨	王宁利	中华实验眼科杂志	0.316	周边前房深度扫描分析仪对可关闭房角的筛查效能研究——邯郸眼病研究	2015	33 (3)：259–262
张洪洋	余敏斌	中华实验眼科杂志	0.316	选择性激光小梁成形术的激光效应对体外小梁细胞 MMP-3 及 MMP-9 表达的影响	2015	33 (3)：227–231
张秀兰	张秀兰	中华实验眼科杂志	0.316	在中国Ex-PRESS青光眼微型引流器植入术是否可以取代小梁切除术？	2015	33 (3)：193–195
周民稳	张秀兰	中华实验眼科杂志	0.316	葡萄膜炎继发性青光眼与其他难治性青光眼 Ahmed 青光眼引流阀植入后前房反应的非随机对照研究	2015	33 (3)：241–245
樊宁	黄丽娜	中华实验眼科杂志	0.316	青光眼患者视网膜结构与功能损害的关系	2015	33 (3)：250–254
刘璐	刘旭阳	中华实验眼科杂志	0.316	Duane 桡骨线综合征伴 Chiari-I 型畸形一例	2015	33 (2)：140–141

待续

续表7

第一作者	通信作者	期刊	影响因子	题目	年份	卷（期）：页码
王琰	刘旭阳	中华实验眼科杂志	0.316	目标区域捕获技术鉴定一RP家系USH2A基因的新复合杂合突变	2015	33 (3): 244-247
周晓敏	刘旭阳	中华实验眼科杂志	0.316	眼病候选基因芯片在一双眼视网膜色素变性家系分子遗传学中的应用	2015	33 (8): 699-703
胡爱莲	王宁利	中华眼科杂志	1.031	1987与2006年我国沙眼致视力残疾的对比分析	2015	51 (10): 768-772
李静	王宁利	中华眼科杂志	1.031	猕猴视网膜黄斑区血管网	2015	51 (8): 591
李静	王宁利	中华眼科杂志	1.031	视网膜血氧测定仪在眼科的应用进展	2015	51 (11): 864-868
梁庆丰	梁庆丰	中华眼科杂志	1.031	睑板腺热脉动系统治疗睑板腺功能障碍的临床观察	2015	51 (12): 924-931
乔利亚	王宁利	中华眼科杂志	1.031	应用双通道客观视觉质量分析系统光线追踪阵面像差分析正常人眼调制传递速函数	2015	51 (1): 20-25
桑景荭	王宁利	中华眼科杂志	1.031	原发性闭角型青光眼易感基因位点统计模型预测分析研究	2015	51 (3): 210-214
王宁利	王宁利	中华眼科杂志	1.031	我国青光眼临床与科研的现状和未来	2015	51 (2): 81-83
王宁利	王宁利	中华眼科杂志	1.031	我国沙眼防治的启迪与思考	2015	51 (7): 484-486
王宁利	王宁利	中华眼科杂志	1.031	竞争带来的机遇与挑战	2015	51 (1): 1-2
周跃华	周跃华	中华眼科杂志	1.031	同种异体角膜基质透镜植入术矫治远视的早期临床疗效	2015	51 (9): 683-688
葛坚	葛坚	中华眼科杂志	1.031	坚持循证医学之本源开展青光眼临床研究	2015	51 (2): 84-85
葛坚	葛坚	中华眼科杂志	1.031	0.0015%他氟前列素滴眼液与0.005%拉坦前列素滴眼液治疗原发性开角型青光眼和高眼压症的多中心随机单盲平行对照试验	2015	51 (2): 95-102
张洪洋	余敏斌	中华眼科杂志	1.031	选择性激光小梁成形术替代药物治疗原发性开角型青光眼的前瞻性随机对照研究	2015	51 (2): 109-114
陈歆雅	张圣海	中华眼科杂志	1.031	慢性高眼压大鼠外侧膝状体氧化蛋白还氧化系统的变化研究	2015	51 (2): 120-125
程静怡	孙兴怀	中华眼科杂志	1.031	原发性开角型青光眼患者眼压峰值分布及睡眠时同眼压峰值与日间眼压水平相关性研究	2015	51 (2): 103-108
李梦玮	孙兴怀	中华眼科杂志	1.031	视野缺损患者视觉康复训练方法研究进展	2015	51 (7): 552-556

待续

续表7

第一作者	通信作者	影响因子	题目	期刊	年份	卷（期）：页码
张秀兰	张秀兰	1.031	脉络膜增厚是否是原发性闭角型角闭青光眼发病的危险因素	中华眼科杂志	2015	51（2）：86-88
胡爱莲	王宁利	0.437	干眼对视网膜成像质量的影响	中华眼视光学与视觉科学杂志	2015	17（9）：533-537
樊宁	王宁利	0.437	视功能障碍与头痛	中华眼视光学与视觉科学杂志	2015	18（4）：253-256

8. 眼外伤学组主要学术成果：见表 8。

表 8　眼外伤学组主要学术成果

第一作者	通信作者	期刊	影响因子	题目	年份	卷（期）：页码
Lin X	Yu M	PLoS One	3.057	Health literacy, computer skills and quality of patient-physician communication in Chinese patients with cataract	2015	9 (9): e107615
Fan L	Yan H	Invest Ophthalmol Vis Sci	3.427	FTY720 attenuates retinal inflammation and protects blood-retinal barrier in diabetic rats	2016	57 (3): 1254–1263
Meng X	Yan H	Cell Mol Immunol	5.193	Preventive effect of chrysin on experimental autoimmune uveitis triggered by injection of human IRBP peptide 1–20 in mice	2016	13: 1–10
Fang S	Yan H	Neuromolecular Med	3.692	Vorinostat Modulates the Imbalance of T Cell Subsets, Suppresses Macrophage Activity, and Ameliorates Experimental Autoimmune Uveoretinitis	2016	18 (1): 134–145
Lin J	Yao K	Retina	3.039	Surgical removal of dense posterior capsule opacification and vitreous floaters in adults by posterior continuous curvilinear capsulorhexis through the pars plana and 23-gauge vitrectomy	2016	
Liu Q	Tang S, Yuan L	Retina	3.039	Comparison of intravitreal triamcinolone acetonide versus intravitreal bevacizumab as the primary treatment of clinically significant macular edema	2015	35 (2): 272–279

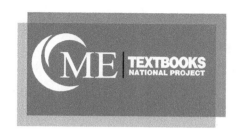

第二篇

研究进展

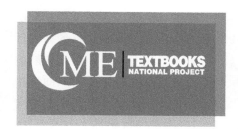

白内障及人工晶状体新进展

第 1 章

鱼音慧　申屠形超　姚　克

浙江大学眼科研究所 浙江大学医学院附属第二医院

2015 年国内外眼科白内障及人工晶状体（intraocular lens，IOL）领域研究范围聚焦临床，紧跟基础，密切关注眼科前沿科技，多种创新性研究成果层出不穷，整体学术水平持续提升。

经统计，国内临床研究方向新增文献 1409 篇，其中白内障术后评估研究 198 篇，特殊病例报道 152 篇，高端 IOL 使用 149 篇，复杂白内障手术处理 127 篇，白内障联合手术 71 篇，微切口白内障手术 38 篇，白内障术中并发症处理 42 篇，术后并发症防治 39 篇，后发性白内障防治 41 篇，飞秒激光辅助白内障手术 73 篇，儿童白内障手术 88 篇，眼内炎防治 77 篇，眼内炎发生率调查 8 篇，术后非感染性炎症防治 49 篇，流行病学调查 98 篇，白内障危险因素研究 52 篇，囊膜剥脱综合征 37 篇，白内障手术方式及技巧 21 篇，白内障手术辅助设备 12 篇，白内障手术麻醉 21 篇，白内障手术导航系统 3 篇，白内障大数据管理 13 篇。白内障智能导航系统的出现，精准大数据管理和登记研究的运行，飞秒激光辅助白内障手术的广泛开展、高端 IOL 研制的持续升温体现了目前屈光性白内障手术的发展趋势，标示着白内障手术尖端智能时代的开启。

基础研究方向新增文献 544 篇，其中关于先天性白内障分子遗传学研究 115 篇，白内障发病机制研究 86 篇，细胞信号传导和通路研究 69 篇，后囊膜混浊机制研究 42 篇，晶状体蛋白功能体相关研究 59 篇，缝隙连接蛋白及膜蛋白研究 51 篇，模式生物研究 47 篇，晶状体发育 23 篇，晶状体代谢与稳态研究 13 篇，坏死与凋亡相关研究 11 篇，干细胞与晶状体再生 8 篇，囊膜剥脱综合征基础研究 7 篇，晶状体自噬研究 5 篇，晶状体组织材料生化与病理学研究 3 篇，眼内载药系统和高分子材料研究 5 篇。白内障分子遗传学、白内障发病机制和后囊膜混浊机制研究仍为目前基础领域的研究热点，近年来基础领域研究更关注转化医学方向，以期将更多科研成果转化应用到临床治疗领域。

以下将对 2015 年眼科白内障及 IOL 领域的研究成果及相关进展进行回顾性阐述。

一、临 床 研 究

1. 白内障手术智能导航系统　美国 Alcon-Verion 和德国 Carl Zeiss CALLISTO eye 数字导航系统是 2015 年引入白内障市场的手术设备。Verion 数字导航的生物测量模块通过采集眼部图像自动提供术眼的角膜弧度、K 值与屈光情形等关键数据，从而自动规划手术切口位置、同步定位散光轴位、记录角膜缘和角膜反射位置、计算最优化 IOL 度数。借助该导航系统可在手术过程中通过影像引导进行实时"动态追踪定位"，有助于术者精确掌握角膜切口、散光角度及 IOL 的准确位置，强化手术的安全性及精准度，使手术质量更臻于完美。主要有三项功能：第一，于术前采集各项数据，制订手术计划；第二，术中通过虹膜或巩膜血管定位眼球，确保手术切口、IOL 的位置与术前设置的一致性；第三，准确测量人工晶状体度数，使术后视觉效果更佳。一项来自匈牙利的临床研究表明，Verion 数字导航在测量角膜散光和 WTW 方面与 IOL Master 相比具备较好的一致性和准确性，因而可作为合适的术前测量工具；另一项随机对照研究发现，利用 Verion 数字导航进行非球面散光矫正型 IDL（Toric IOL）标志比裂隙灯下手工标志产生的靶向性散光小，因而减小了术后 IOL 定位误差的风险。Carl Zeiss CALLISTO eye 数字导航为优化 Toric IOL 置入效果的自动手术标志设备，初期研究表明其引导下的撕囊直径更精确，IOL 术后轴位误差与传统标志方法相比，差异无统计学意义，与传统标志方法相比，克服了耗时长、过程繁琐、术中易褪色的缺点，相反更简化了操作流程，使白内障手术更精准。由于白内障导航系统投入市场应用时间尚短，该新技术存在学习曲线，不同设备特点各异以及患者个体差异较大，目前仍存在较多不可忽视的缺陷，如相关研究表明，Verion 数字导航的标志结果可能受到角膜术前顺规或逆规散光状态的影响，与飞秒联合手术时，可能因对接（docking）时负压吸引造成的结膜下出血引起比对困难以及术中图像导航可能引起术者视觉干扰、视疲劳等现象，目前已引起眼科业界的广泛关注。术前合理选择适应证、最优化临床优势、大样本多中心研究以及更多的用户体验对于该新技术的科学、合理、健康发展至关重要。

2. 白内障大数据管理 2015 年白内障与 IOL 领域全面进入大数据时代，体现了科学、精准的发展趋势，大数据的管理使该领域掌握更多主动权。该方向今年新增 13 篇分析数据和大样本登记研究成果，包括针对白内障手术量、手术方式和手术效果的欧洲白内障与屈光手术质量登记研究（EUREQUO）、丹麦和瑞典先天性白内障筛查登记研究（PECARE）、马来西亚白内障手术登记研究、瑞典皇家白内障数据登记研究、1994—2014 年以色列白内障手术方式和术后结果登记研究，以及针对 WIOL-CF 可调节 IOL 的捷克皇家观察性登记研究。以上研究针对手术指征、白内障手术率、IOL 选择、手术术式、白内障术后远中近视力结果、视觉效果、术后并发症等多方面进行了大样本数据评估和登记研究，反映了近年来各国白内障领域的发展趋势，对于白内障手术和临床决策具备一定的指导作用和应用意义，各数据库目前仍在持续更新中。其他的大数据研究结果涵盖范围包括合并年龄相关性黄斑变性（AMD）的白内障患者术后功能性视力提升情况、白内障手术指征的变化趋势、术眼眼轴、合并眼病、术前视力和后囊膜破裂之间的关系、白内障术后黄斑水肿发生率、白内障术后眼内炎发生率、合并青光眼的白内障手术效果等方面。一项关于合并AMD 的白内障患者术后效果研究指出手术可提升患者功能性视力，然而其绝大部分优势仍取决于患者的术前最佳矫正视力（BCVA），对于术前 BCVA 20/40 以上的患者，手术提升效果与不合并其他眼病患者相比，差异无统计学意义，而术前 BCVA 低于 20/40 的患者，其提升情况取决于术前视力，且较正常患者差。另一项关于白内障术后假性黄斑水肿发生率的结构化电子病历数据量化了该并发症发生风险与糖尿病视网膜病变严重程度［通过早期糖尿病视网膜病变治疗研究（ETDRS）视力表评定］的相关性，并强调了预防性治疗的必要性，尤其对于术前风险较高的患者。一项关于白内障术前检查的大样本观察性队列研究发表于 N Engl J Med 上，提出白内障术前检查项目的选择更多取决于术者的操作习惯，而非患者自身。

大数据研究为当前白内障与 IOL 领域的研究热点，将为今后各项临床研究和评估提供更可靠的研究依据和指向，并将在白内障精准医疗领域发挥巨大价值。

3. 飞秒激光辅助白内障手术 随着飞秒激光技术在白内障手术中的广泛普及，白内障手术已全面迈入屈光手术时代。该方向在 2015 年继续成为研究热点，新增相关文献 73 篇。其中有 30 篇对其术后视觉效果、屈光结果、IOL 轴位和移动、术源性散光等参数，以及术中安全性、术后黄斑水肿、干眼、眼内炎等并发症进行了全面评估。其中 12 篇文献报道了新技术在 Peters 综合征、Alport 综合征、Marfan 综合征、硬核白内障、外伤性白内障、后极性白内障、儿童白内障、角膜移植术后等复杂病例中的应用。9 篇文献从操作的三个关键环节，撕囊、劈核和角膜切口制作方面评价了该术式的特点和并发症。6 篇文献是关于飞秒激光负压吸引后术中瞳孔缩小及相关机制的研究。4 篇文献利用电镜扫描等基础生物手段研究了前囊膜的组织学改变、前房炎症因子和细胞因子改变情况、凋亡相关反应等特点。4 篇文献从负压固定后术眼眼内压、房水 pH 值、劈核后眼球温度升高等方面研究了术眼的生物状态。3 篇文献是关于飞秒激光手术系统和固定界面的评价，另有 5 篇文献是关于该术式的社会和经济化效益评估。一篇关于飞秒激光辅助白内障手术和传统超声乳化手术安全性和有效性的 meta 分析发现，飞秒激光的优势包括显著降低超声能量、有效超乳时间和术后 1 天的角膜中央厚度，在术后 1 周和 6 个月获得更好的视觉效果，然而两种术式在术后 1 周及更长随访时间内测得的角膜中央厚度和内皮计数、术后 1~3 个月的视觉效果方面差异无统计学意义；另外，两者在术中前囊膜撕裂、术后黄斑水肿、眼压升高等并发症方面差异无统计学意义。当前该方向的研究内容更为细致化和多样化，从主要关注其临床效果和安全性逐渐转向研究其在复杂白内障手术中的应用、潜在的术中、术后并发症和基础研究方向，总体发展趋势持续并稳定，未来仍需要更多大样本的多中心研究数据来提供更可靠的临床证据。

4. 高端人工晶状体应用　2015 年高端 IOL 方向的研究成果持续增长，整体目标紧紧围绕屈光性白内障手术的发展趋势，致力于"改善功能性视力"为目标的屈光性白内障手术发展理念，使患者术后获得最佳视觉效果。本年度该方向新增文献 149 篇，其中关于多焦点 IOL 51 篇，45 篇文献围绕 IOL 眼术后视觉质量、阅读能力、脱镜率、对比敏感度等参数，5 篇文献内容报道了其在放射状角膜切开术后、长眼轴、联合玻切术、后囊连续环形撕囊、合并其他眼病等复杂病例中的应用，1 篇文献是关于 IOL 置入术后发生双眼黄斑囊样水肿的并发症。Toric IOL 方向新增文献 66 篇，其中 44 篇是关于其标志方法、IOL 度数计算、术后散光矫正效果等参数的研究，其中 9 篇文献将其应用拓展到儿童白内障、角膜切开术后、角膜移植术后、青光眼、圆锥角膜、Alport 综合征等复杂白内障患者，8 篇 IOL 是关于其旋转稳定性的研究，4 篇综合评价了其视觉效果改善情况，1 篇是关于术后黄斑水肿并发症的报道。三焦点 Toric IOL 自 2014 年引入市场后研究持续升温，本年度新增文献 18 篇，通过对比研究、随访调查等方法研究了其在术后视觉效果、近距离阅读能力、光学成像质量等方面的明显优势。可调节 IOL 文献 8 篇，研究内容涵盖对比敏感度、调节幅度、安全性和囊膜收缩等并发症报道。新型多焦点 Toric IOL 和 TECNIS Symfony 视力扩展性 IOL 为目前眼科 IOL 领域的最前沿视觉科技，分别有 5 篇和 1 篇文献报道。近年来 IOL 视觉科技亮点频出，代表了目前眼科领域的最先进技术。

二、基　础　研　究

1. 分子遗传学研究　先天性白内障分子遗传学研究为目前基础领域的研究热点，本年度新增文献 115 篇，研究方法引入基因组关联分析、外显子测序、高通量二代测序、目标区域捕获芯片等新型测序方法，结合分子数据库和信息化分析的方式。经统计，81 篇文献报道了先天性白内障相关的新位点和已知基因的新突变，候选基因涵盖缝隙连接蛋白基因、膜蛋白基因、晶状体蛋白基因、转录因子 *PITX3*、热休克蛋白 *HSF4* 和 *KCNJ13*、*HMX1*、*MIR184*、*SIPA1L3*、*LEPREL1* 等基因。28 篇文献报道了先天性白内障作为其他综合征的眼部表现，如 Turner 综合征、OFCD 综合征、Spondylo-ocular 综合征等，连锁基因包括 *BCOR*、*XYLT2*、*TUBA1A*、*STX3*、*CLPB*、*TRAPPC11* 和 *PEX7* 等基因。另有 6 篇文献是关于 *GSTM1*、*GSTT1*、*APE1* 和 *OGG1*、DNA 修复基因 *XPD* 和 *XRCC1*、*APOLIPOPROTEIN E*、*PRESENILIN 1*、*KINESIN LIGHT CHAIN 1*、*MTHFR* 和 *ESTROGEN* 相关基因多态性与老年性白内障的关联。该方向有 5 篇文献涉及 *CLPB*、*XYLT2*、*CACNA1A*、*MAF*

等基因发表于 Am J Hum Genet 和 Nat Genet 等高影响力期刊上。目前该领域的研究内容已广泛延伸到表观遗传学和致病机制探索等重要领域，进一步证明了其未来广阔的发展空间。

2. 白内障发病机制研究 该方向 2015 年新增文献 86 篇。目前该领域的研究方向更为深入及广阔，开始进展到转化医学领域和药物治疗方向，2015 年共 6 篇文献报道聚焦于白内障的治疗方面，相关治疗靶点包括 α-晶状体（crystallin）蛋白源性肽、端粒代谢相关性氧化应激等，尤为值得一提的是，2015 年白内障治疗领域研究取得重大突破性进展，由中国学者共同参与的刊登于 Nature 上的一篇文献发现野生型羊毛甾醇可以显著防止细胞内突变晶体蛋白导致的聚积，防止细胞内突变晶体蛋白导致的聚积，白内障动物模型的体外及体内研究均表明直接使用羊毛甾醇作为滴眼剂可以显著恢复晶状体的透光性。这一研究不仅发现羊毛甾醇合酶（LSS）及其合成产物羊毛甾醇在白内障中的作用机制，更将羊毛甾醇溶液作为滴眼剂取代手术成为可能，对于白内障这一退行性疾病的治疗具有重要意义，更多长期观察结果、临床逐步验证和转化研究亟需开展来印证该基础研究成果，总体来说，这一研究对于蛋白聚积造成的神经退行性病变、糖尿病等老年疾病的预防和治疗也提供了新的思路和策略，为眼科转化医学领域的重大突破。另一篇刊登于 Science 上的研究发现在白内障模型中一系列可结合 α-crystallin 的分子伴娘蛋白家族可部分恢复晶状体的透明性，尤其是在 R49C CRYAA 和 R120G CRYAB 的老鼠遗传性白内障模型中，在部分老年性白内障在体模型和人眼体外模型中也恢复了部分透明性，因此，该研究提出了通过稳定 α-crystallin 可能治疗白内障的全新方法。另外，该领域研究中有 67 篇文献报道了白内障形成中的其他基因调节物及调节网络，涵盖晶状体发育中上皮细胞增生、分化和去核化三个重要环节，包括内质网应激、大鼠 γ-crystallin 蛋白点特异性氨基酸残基氧化、肿瘤形成机制、ELL 相关因子 2 和 patched 1 肿瘤抑制基因在放射性白内障中的作用，α-crystallin 蛋白中自噬和未折叠蛋白应答（UPR）、miR-181a 和 miR-181b 调控 Bcl-2、泛素改变干扰钙稳态、钙蛋白酶过激活、CDKN1B 干扰晶状体显微细胞去核化、睫状体风疹病毒感染、虾青素、黄色素、橙皮素等在白内障形成中发挥的作用。其余 13 篇是关于细胞氧化应激与白内障形成，相关信号通路和细胞因子包括 SIRT1、p53、转化生长因子（TGF）-β 信号转导通路，钙信号通路、丝裂原活化蛋白激酶 p38、线粒体靶向抗氧化肽 SS31、bZIP 转录因子 Mafg 和 Mafk、NF-E2 相关因子 2 和 OGG1 等。

3. 后发性白内障机制研究 本方向 2015 年新增文献 42 篇，研究热点聚焦于环孢素 A 通过自噬调节的细胞死亡对后发性白内障，的预防作用、维生素 C 通过去稳定缺氧诱导因子（HIF）-1α 抑制晶状体上皮细胞的增生、迁移和上皮间质转化（EMT）、Smad2 和 Smad3 在晶状体上皮细胞转化生长因子（TGF）-β 诱导的后发性白内障中的作用、andrographolide 通过抑制 MAPK 信号转导通路来抑制 EMT，miRNA-181A 对晶状体上皮细胞的增生、迁移和 EMT 的抑制作用、糖醛还原酶调节 TGF-β2 诱导的上皮迁移和 EMT 形成、ACTA2 启动子区域组蛋白乙酰化与 EMT 的关系、CtBP2 通过 Notch 信号通路对 TGF-β2 诱导的 EMT 调节作用等。随着生命科学及生物科技的快速发展，在未来几年内此方向的研究成果将源源不断涌现并取得突破性进展。

总体而言，2015 年白内障与 IOL 领域各方向均取得了丰硕的研究成果，整体学术水平得到持续提升。传统方向拓展研究更为深入及全面，新兴眼科技术和创新视觉科技研究成果相继涌现，体现了快步发展的趋势。目前本领域研究中仍存在较多需要亟待解决的问题，广大临床及科研工作者应在今后的研究中整合多方位资源，促进临床和基础、眼科与其他领域的交叉融合，以期在今后研究中取得更多突破性进展，更好地服务于人类眼科事业。

参考文献

［ 1 ］ Nemeth G, Szalai E, Hassan Z, et al. Repeatability data and agreement of keratometry with the VERION system compared to the IOLMaster. J Refract Surg, 2015, 31 （ 5 ）: 333-337.

［ 2 ］ Elhofi AH, Helaly HA. Comparison between digital and manual marking for toric intraocular lenses: a randomized trial. Medicine （ Baltimore ）, 2015, 94 （38）: e1618.

［ 3 ］ Davison JA, Potvin R. Refractive cylinder outcomes after calculating toric intraocular lens cylinder power using total corneal refractive power. Clin Ophthalmol, 2015, 9: 1511-1517.

［ 4 ］ Lundstrom M, Manning S, Barry P, et al. The European registry of quality outcomes for cataract and refractive surgery （ EUREQUO ）: a database study of trends in volumes, surgical techniques and outcomes of refractive surgery. Eye Vis （ Lond ）, 2015, 2: 8.

［ 5 ］ Haargaard B, Nystrom A, Rosensvard A, et al. The pediatric cataract register （PECARE）: analysis of age at detection of congenital cataract. Acta Ophthalmol, 2015, 93 （1）: 24-26.

［ 6 ］ Salowi MA, Goh PP, Lee MY, et al. The Malaysian cataract surgery registry: profile of patients presenting for cataract surgery. Asia Pac J Ophthalmol （Phila）, 2015, 4 （4）: 191-196.

［ 7 ］ Zetterstrom C, Behndig A, Kugelberg M, et al. Changes in intraocular pressure after cataract surgery: analysis of the Swedish National Cataract Register Data. J Cataract Refract Surg, 2015, 41 （8）: 1725-1729.

［ 8 ］ Abulafia A, Rosen E, Assia EI, et al. Establishment of a registry to monitor trends in cataract surgical procedures and outcomes in Israel, 1990-2014. Isr Med Assoc J, 2015, 17 （12）: 755-759.

［ 9 ］ Studeny P, Krizova D, Urminsky J. Clinical experience with the WIOL-CF accommodative bioanalogic intraocular lens: czech national observational registry. Eur J Ophthalmol, 2016, 26 （3）: 230-235.

［ 10 ］ Stock MV, Vollman DE, Baze EF, et al. Functional visual improvement after cataract surgery in eyes with age-related macular degeneration: results of the ophthalmic surgical outcomes data （ OSOD ） project. Invest Ophthalmol Vis Sci, 2015, 56 （4）: 2536-2540.

［ 11 ］ Chu CJ, Johnston RL, Buscombe C, et al. Risk factors and incidence of macular edema after cataract surgery: a database study of 81984 eyes. Ophthalmology, 2016, 123 （2）: 316-323.

［ 12 ］ Chen CL, Lin GA, Bardach NS, et al. Preoperative medical testing in medicare patients undergoing cataract surgery. N Engl J Med, 2015, 372 （16）: 1530-1538.

［ 13 ］ Chen X, Xiao W, Ye S, et al. Efficacy and safety of femtosecond laser-assisted cataract surgery versus conventional phacoemulsification for cataract: a meta-analysis of randomized controlled trials. Sci Rep, 2015, 5: 13123.

［ 14 ］ Saunders C, Smith L, Wibrand F, et al. CLPB variants associated with autosomal-recessive mitochondrial disorder with cataract, neutropenia, epilepsy, and methylglutaconic aciduria. Am J Hum Genet, 2015, 96 （2）: 258-265.

［ 15 ］ Wortmann SB, Zietkiewicz S, Kousi M, et al. CLPB mutations cause 3-methylglutaconic aciduria, progressive brain atrophy, intellectual disability, congenital neutropenia, cataracts, movement disorder. Am J Hum Genet, 2015, 96 （2）: 245-257.

［ 16 ］ Niceta M, Stellacci E, Gripp KW, et al. Mutations impairing GSK3-mediated MAF phosphorylation cause cataract, deafness, intellectual disability, seizures, and a down syndrome-like facies. Am J Hum Genet, 2015, 96 （5）: 816-825.

［ 17 ］ Munns CF, Fahiminiya S, Poudel N, et al. Homozygosity for frameshift mutations in XYLT2 result in a spondylo-ocular syndrome with bone fragility, cataracts, and hearing defects. Am J Hum Genet, 2015, 96 （6）: 971-978.

［ 18 ］ Aung T, Ozaki M, Mizoguchi T, et al. A common variant mapping to CACNA1A is associated with susceptibility to exfoliation syndrome. Nat Genet, 2015, 47 (4): 387-392.

[19] Zhao L, Chen XJ, Zhu J, et al. Lanosterol reverses protein aggregation in cataracts. Nature, 2015, 523 (7562): 607-611.

[20] Makley LN, McMenimen KA, DeVree BT, et al. Pharmacological chaperone for alpha-crystallin partially restores transparency in cataract models. Science, 2015, 350 (6261): 674-677.

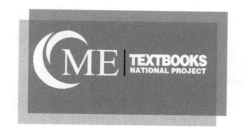

多焦点人工晶状体新进展

第 2 章

朱亚楠　申屠形超　姚　克

浙江大学眼科研究所　浙江大学医学院附属第二医院

白内障手术已从复明手术步入屈光手术时代。随着超声乳化微切口术式的推广以及飞秒激光辅助白内障手术的涌现，患者对术后视觉质量提出了更高的期待。作为决定术后屈光状态关键的人工晶状体（intraocular lens，IOL）也面临越来越多的挑战。理想化的人工晶状体可让老视患者术后获得调节力。多焦点人工晶状体（multifocal IOL，MIOL）由于具有 2 个或 2 个以上焦点，可产生"假调节"，从而提高白内障患者术后脱镜率，改善视觉质量，因此受到越来越多的关注。

MIOL 于 1987 年首次进入临床应用。从早期的折射型 MIOL、发展到衍射型 MIOL 以及阶梯渐进式衍射型 MIOL；从双焦点 IOL 到三焦点 IOL，再到扇面分区 MIOL；从球面 MIOL 到非球面 MIOL，再到非球面散光矫正型 MIOL（Toric MIOL）。近年 MIOL 的研发与应用出现了快速发展。

一、Toric MIOL 的临床应用

近年来，非球面 MIOL 已应用于临床，与球面 MIOL 比较，非球面 MIOL 的像差更低，有效改善了术后 MIOL 光学异常现象。在此基础上，我们对术后质量提出了更高的要求。由于术后残留散光将会降低术后最佳矫正视力，引起患者持续性不满，故术后散光对置入 MIOL 的患者来说是影响术后视觉质量的重要因素之一。为达到较好的术后视觉质量，建议在置入 MIOL 过程中，矫正超过 1.00 D 的散光。大量研究证明，Toric MIOL 可使患者在置入非球面 MIOL 的同时矫正规则散光，并具有较好的旋转稳定性，因而获得优质且稳定的视觉质量。同 Toric IOL 类似，精确的术前测量及精密的术中定位是保证 Toric MIOL 术后视觉质量的关键。术中导航能增加 IOL 定位的准确性。另外，研究证明术前测量联合角膜曲率计以及角膜前后表面地形图是确定 Toric MIOL 轴向的最佳方案。

目前国际上已临床应用的非球面 Toric MIOL 包括：Carl Zeiss 公司的 Acri. LISA Toric（466TD）、AT LISA Toric（909M）、Rayner 公司的 M-flex T（588F，638F）、Dr. Schmidt Intraocular Linsen 公司的 MS 714 TPB Diff、Alcon 公司的 ReStor（SND1-T2、3、4、5）。

二、新型 MIOL 的临床应用

新型的三焦点衍射型 MIOL 在远近距离焦点的基础上增加了中距离焦点，从而提高了中距离视力。目前该类的 MIOL 包括：Carl Zeiss 公司的 Acri. LISA tri 839MP（+1.66 D，+3.33 D）、Physiol 公司的 FineVision（+1.75 D，3.50 D）。目前研究认为，三焦点 IOL 可以获得良好的全程视

力，相较二焦点 IOL 有着出色的中距离视力，并且不降低近视力及远视力。为期 1 年的长期观察中发现其稳定性较好。但最近体外研究显示，与阶梯渐进式衍射型 MIOL 相比，因为后者周边为折射区，所以在大瞳孔（4.5 mm 以上）时，三焦点 IOL 远视力不及阶梯渐进式衍射型 MIOL。

带有扇面形近视力分区（near zone）的 MIOL 是全新的多焦点设计理念。其为光学旋转非对称设计，近视力分区的特殊形状实现了近视力远视力之间的无缝衔接，为非瞳孔依赖性。目前该类 MIOL 有 Oculentis GmbH 公司的 LentisMplus（LS-312MF 15）及 LentisMplus（LS-312MF 30，LS-313MF 30）。最近研究发现，相较非瞳孔依赖型的阶梯渐进式衍射型 MIOL，LentisMplus 在大瞳孔时表现更佳，此时患者感觉更为舒适。在近视力上，LentiMplus 不及阶梯渐进式衍射型 MIOL，但它能提供更优质的远视力。

两种新型 IOL 都进一步被研发并增加了散光矫正的功能，包括 Carl Zeiss 公司的三焦点 Toric IOL（AT LISA tri Toric 939MP）、Opulentes GmbH 公司的 near zone LentisMplus Toric（LS-312T1-T6，LS-313T1-T6）。

三、MIOL 患者的选择

比单焦点 IOL 的 monovision 策略相比，MIOL 的置入为患者提供了更好的远、中、近视力，提高脱镜率，但其置入术后闪光光晕（halo）、对比敏感度下降等光学异常发生率显著升高，其中轻度光晕是患者术后主诉最多的症状，文献报道不一致，发生率为 6% ~ 75%。权衡利弊，为患者选择合适的 MIOL 对白内障医生来说具有挑战。需要注意以下几点：第一、患者性格需首先考虑，焦虑型及完美主义型患者不适合置入 MIOL；第二、具有斜视、不规则散光、大瞳孔或偏心瞳孔、虹膜缺损、严重眼底病变如视网膜色素变性及 Stargardt 病以及严重视神经疾病的患者不建议置入 MIOL；第三、为患有进行性加重的视网膜疾病如糖尿病性视网膜病变、黄斑变性及视网膜前膜的患者置入 MIOL 仍有争议，因为 MIOL 的置入将进一步降低患者的对比敏感度，可能会影响眼底医生的手术视野；第四、有学者认为，单眼已置入单焦点 IOL 或仅需做单眼白内障手术的患者可考虑术眼单眼置入 MIOL，但视觉质量将不及双眼 MIOL 置入。由于患者的生活习惯、视觉要求及眼球生理特征不同，术前沟通相当重要。术前应理解患者的视觉预期，强调术后可能存在的残余屈光度。

四、MIOL 的术中注意事项

一个居中性良好、大小合适的撕囊口是保证 MIOL 视觉质量的关键。建议撕囊口直径为 5.0 ~ 5.5 mm，且囊口全周覆盖 MIOL 边缘。术者的手术技巧是手术成功的关键，白内障手术结合飞秒激光可提高撕囊口的稳定性。术中发现悬韧带松弛或部分悬韧带断裂的患者建议置入囊袋张力环以保证 MIOL 的居中性，但仍有远期 IOL 偏心的可能。术中发生后囊破裂时，若后囊破口较小且居中，囊袋边缘支撑力足够，那么仍可于囊袋置入 MIOL。反之，当后囊破口较大，囊袋不足以支撑 IOL 或无法保证 IOL 的居中性时，不建议 MIOL 置入睫状沟，而建议改用单焦点 IOL，以保证术后的视觉质量。

近年来，MIOL 地不断发展明显改善了白内障患者术后的视觉质量，降低了异常光学现象的发生，提高了术后脱镜率。尤其，对于还处于工作年龄的白内障患者，MIOL 有着重要的意义。但对于白内障医生，仍应严格掌握 MIOL 的适应证。

参考文献

［ 1 ］ Kretz FT, Bastelica A, Carreras H, et al Clinical outcomes and surgeon assessment after implantation of a new diffractive multifocal toric intraocular lens. Br J Ophthalmol, 2015, 99 （3）: 405-411.

［ 2 ］ Shimoda T, Shimoda G, Hida WT, et al. Visual outcomes after implantation of a novel refractive toric multifocal intraocular lens. Arq Bras Oftalmol, 2014, 77 （2）: 71-75.

［ 3 ］ Montano M, López-Dorantes KP, Ramirez-Miranda A, et al. Multifocal toric intraocular lens implantation for forme fruste and stable keratoconus. J Refract Surg, 2014, 30 （4）: 282-285.

［ 4 ］ Alfonso JF, Knorz M, Fernandez-Vega L, et al. Clinical outcomes after bilateral implantation of an apodized + 3.0 D toric diffractive multifocal intraocular lens. J Cataract Refract Surg, 2014, 40 （1）: 51-59.

［ 5 ］ Hoffmann PC, Wahl J, Hutz WW, et al. A ray tracing approach to calculate toric intraocular lenses. J Refract Surg, 2013, 29 （6）: 402-408.

［ 6 ］ Marques JP, Rosa AM, Quendera B, et al. Quantitative evaluation of visual function 12 months after bilateral implantation of a diffractive trifocal IOL. Eur J Ophthalmol, 2015, 25 （6）: 516-524.

［ 7 ］ Kretz FT, Breyer D, Klabe K, et al. Clinical outcomes after implantation of a trifocal toric intraocular lens. J Refract Surg, 2015, 31 （8）: 504-510.

［ 8 ］ Kretz FT, Breyer D, Diakonis VF, et al. Clinical outcomes after binocular implantation of a new trifocal diffractive intraocular lens. J Ophthalmol, 2015, 2015: 962891.

［ 9 ］ Mojzis P, Majerova K, Hrckova L, et al. Implantation of a diffractive trifocal intraocular lens: one-year follow-up. J Cataract Refract Surg, 2015, 41 （8）: 1623-1630.

［ 10 ］ Jonker SM, Bauer NJ, Makhotkina NY, et al. Comparison of a trifocal intraocular lens with a + 3.0 D bifocal IOL: results of a prospective randomized clinical trial. J Cataract Refract Surg, 2015, 41 （8）: 1631-1640.

［ 11 ］ Domínguez-Vicent A, Esteve-Taboada JJ, Del Águila-Carrasco AJ, et al. In vitro optical quality comparison of 2 trifocal intraocular lenses and 1 progressive multifocal intraocular lens. J Cataract Refract Surg, 2016, 42 （1）: 138-147.

［ 12 ］ García-Domene MC, Felipe A, Peris-Martínez C, et al. Image quality comparison of two multifocal IOLs: influence of the pupil. J Refract Surg, 2015, 31 （4）: 230-235.

［ 13 ］ Labiris G, Giarmoukakis A, Patsiamanidi M, et al. Mini-monovision versus multifocal intraocular lens implantation. J Cataract Refract Surg, 2015, 41 （1）: 53-57.

［ 14 ］ Shah S, Peris-Martinez C, Reinhard T, et al. Visual outcomes after cataract surgery: multifocal versus monofocal intraocular lenses. J Refract Surg, 2015, 31 （10）: 658-666.

［ 15 ］ Mastropasqua R, Pedrotti E, Passilongo M, et al. Long-term visual function and patient satisfaction after bilateral implantationand combination of two similar multifocal IOLs. J Refract Surg, 2015, 31 （5）: 308-314.

［ 16 ］ Maurino V, Allan BD, Rubin GS, et al. Quality of vision after bilateral multifocal intraocular lensimplantation: a randomized trial-AT LISA 809M versus AcrySof ReSTOR SN6AD1. Ophthalmology, 2015, 122 （4）: 700-710.

［ 17 ］ Lubiński W, Gronkowska-Serafin J, Podborączyńska-Jodko K. Clinical outcomesafter cataract surgery with implantation of the Tecnis ZMB00 multifocalintraocular lens. Med Sci Monit, 2014, 20: 1220-1226.

［ 18 ］ Braga-Mele R, Chang D, Dewey S, et al. Multifocal intraocular lenses: relative indications and contraindications for implantation. J Cataract Refract Surg, 2014, 40 （2）: 313-322.

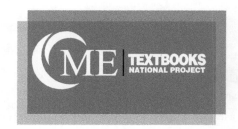

青光眼领域研究新进展

第 3 章

李树宁　刘旭阳　陈君毅　王宁利
首都医科大学附属北京同仁医院　北京同仁眼科中心

　　回顾 2015 年青光眼学组的各项工作，总体特点是整体学术水平进一步提升、国际交流加强、国际地位提高。经不完全统计，青光眼研究方向新增中英文文献近 200 篇，其中科学引文索引（SCI）文章达到 80 余篇。文章内容涉及临床研究、特殊病例报道、青光眼发病机制研究、药物治疗、手术及手术并发症处理等。同时，年度出版青光眼专著多部，其中包括翻译、出版世界青光眼学会共识系列共 9 本。青光眼发病机制仍是目前基础领域的研究热点，眼颅压力梯度研究也在向纵深发展。学术会议方面，除本学组成员参加了美国眼科与视觉研究协会（ARVO）年会、美国眼科协会（AAO）年会、亚太眼科学会年会等国际学术会议外，2015 年 5 月在巴黎举行的第 112 届法国眼科大会特邀了王宁利、葛坚、孙兴怀及刘旭阳参会（葛坚因故未参会）。王宁利、孙兴怀及刘旭阳均在大会特意安排的中法交流论坛发言，并被授予法国眼科协会荣誉会员。此外该年度还值得提出的是，王宁利再次获得 2015 年度"世界最有影响力眼科人物 100 强"；孙兴怀被评为"第十四届上海市科技精英"，其主持的"青光眼俱乐部"项目入选中华医学会眼科学分会评选的"2015 年我国眼科十大成就"。现从以下几个方面介绍我国 2015 年度青光眼领域的最新进展。

一、王宁利团队深入研究"眼颅压力梯度"学说

　　首都医科大学附属首都医科大学附属北京同仁医院王宁利团队首次通过前瞻性临床研究发现，眼压与颅内压之差——眼颅压力梯度增加导致开角型青光眼视神经损伤，而不是传统观点认为的眼压主导的机械性损伤；通过猕猴低颅压实验，首次获得了因果关系证据，并在国内外人群研究中进行了验证。王宁利团队通过上述系列研究首次建立了"眼颅压力梯度"学说，回答了正常眼压性青光眼（NTG）为何发生视神经损伤，长期高眼压症为何不发生视神经损伤等科学问题。跨筛板压力差的研究有望在脑脊液压力的无创测量技术上取得进展，包括脑脊液压力与其他指标的关系方面的研究，精确的公式有望用于估算神经系统正常个体的脑脊液压力值。该学说提出之后，在国内外引起广泛关注。

二、《我国原发性青光眼诊断和治疗专家共识（2014 年）》的发表

　　《我国原发性青光眼诊断和治疗专家共识（2014 年）》（以下简称共识）发表后青光眼学组成员在本单位和各种不同的学术会议中都对该共识的作用及所存在的问题进行了讨论，以便进一

步完善该共识，更好地通过该共识指导、规范全国青光眼的诊断与治疗。目前该共识对我国青光眼的临床工作已经起到了较好的指导作用。

三、青光眼的发病机制

在 2014 年研究的基础上，青光眼学组成员进一步研究了青光眼的发病机制。中山大学中山眼科中心张秀兰团队利用增强深部成像的光学相干断层扫描（EDI-OCT）、扫频光学相干断层扫描（SS-OCT）、超声生物显微镜（UBM）等影像学技术，进一步证实脉络膜增厚可能是闭角型青光眼发病新的危险因素之一；其进一步研究还首次探讨了在同一个体上虹膜与脉络膜的关系，发现虹膜的面积和厚度减少与脉络膜的增厚可能存在一定的相关性。

四、青光眼视神经损伤保护的研究

中山大学中山眼科中心卓业鸿团队通过建立啮齿类、灵长类动物高眼压视神经损伤模型以及体外细胞模型，从神经免疫学、干细胞治疗等多角度探讨青光眼视神经损伤保护的新靶点。围绕 HMGB1-TLRs-Caspase-Inflammasome 免疫信号通路，研究小胶质细胞的活化和炎症小体激活介导的视网膜神经节细胞（retinal ganglion cells，RGCs）损伤分子机制，探讨该通路在青光眼视神经损伤中的发病机制。北京大学第三医院眼科张纯团队研究发现，异常升高的内源性甲醛与细胞死亡和神经退行性疾病相关，提示内源性甲醛升高可能与原发性开角型青光眼相关。

五、青光眼手术相关问题

孙兴怀于本年度获得一项实用新型发明专利：一种新型的房水引流装置。王峰研究 arsenic trioxide 的抗增生作用，在青光眼的手术应用方面有一定的应用前景。三峡大学第一附属医院梁亮团队继续致力于开发新型生物医用材料，期望以搭载抗代谢药物（如丝裂霉素 C）形成一种具有抗增生作用、生物相容性好、无不良反应且能控释抗代谢药物的新型生物材料。

六、青光眼分子遗传学研究

2014 年由复旦大学附属眼耳鼻喉科医院孙兴怀、首都医科大学附属北京同仁医院王宁利领衔的青光眼遗传学研究小组与四川省人民医院、香港中文大学、新加坡国立眼科中心等多家单位合作，利用全基因组关联分析的手段在以中国人为基础的华人群体中发现了原发性开角型青光眼新的易感基因，该研究发现，ABCA1 和 MMP2 两个基因附近的 7 个单核苷酸多态性（SNP），与原发性开角型青光眼显著关联。2015 年由首都医科大学附属北京同仁医院王宁利领衔［深圳眼科医院刘旭阳为共同项目负责人（PI）］继续开展大规模青光眼的分子遗传学研究，全国共有 30 余单位参加。

七、其　　他

此外，学组对合并其他眼病及复杂青光眼手术及微创手术进行了探索，也对青光眼的药物治疗以及精准医学在青光眼诊断治疗中的应用等进行了探讨。王宁利正在主持循证眼科学的写作事宜。

参考文献

［1］中华医学会眼科学分会青光眼学组. 我国原发性青光眼诊断和治疗专家共识（2014 年）. 中华眼科杂志, 2014, 51（5）：382-383.

［2］Chi W, Chen H, Li F, et al. HMGB1 promotes the activation of NLRP3 and caspase-8 inflammasomesvia NF-κB pathway in acute glaucoma. J Neuroinflammation, 2015, 12：137.

［3］Huang W, Gao X, Li X, et al. Anterior and posterior ocular biometry in healthy Chinese subjects：data based on AS-OCT and SS-OCT. PLoS One, 2015, 10（3）：e0121740.

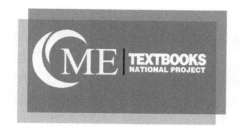

小梁网的再认识

辛　晨　首都医科大学附属北京安贞医院
王宁利　首都医科大学附属北京同仁医院
　　　　北京同仁眼科中心

第 **4** 章

青光眼是世界首位不可逆性致盲眼病。眼压是目前唯一明确且可控制的致病因素。房水流出通路是控制和调节眼压的主要部位，其发生病理改变可引起眼压增高，导致青光眼。房水流出通路包括小梁网通路和葡萄膜巩膜通路，其中小梁网通路引流量大，调节潜力大。由小梁网通路引流的房水流经小梁网（trabecular meshwork，TM），Schlemm 管（Schlemm's canal，SC），进入各级集液管、最终汇入巩膜浅层及结膜静脉。早期人们认为，房水外流阻力主要取决于邻管组织区（juxtacanulicular connective tissue，JCT）细胞外基质（extracellular matrix，ECM）的成分和孔隙。但研究证实，JCT 无定形的 ECM 存在较大的孔隙，仅由此"滤帘"不足以形成足够的阻力，以维持前房和 SC 内的压力梯度。由此，人们又提出了"孔洞-漏斗理论"：即当房水通过 JCT 后，在水流压力驱动作用下 Schlemm 管内皮细胞形成细胞间及细胞内的孔洞，而这些孔洞的大小和数量成为二次"滤帘"，调控房水外流阻力。在青光眼患者，Schlemm 管内皮细胞形成孔洞的能力减低，孔洞形态改变导致阻力增大。由此可见 TM 自身生物学特征以及其与周围组织间的关系，在调节房水外流阻力，调控眼压方面发挥了重要的作用。随着青光眼超微手术的兴起以及实验手段的发展，针对 TM 的研究不断深入，促使我们重新审视和思考 TM。

一、TM：压力敏感、功能分化完善的自主调节组织

房水由睫状体上皮细胞产生，顺眼压及上巩膜静脉压间的压力梯度回流至静脉系统。作为体液循环的一部分，如同血压，眼压在正常人中，展现出一种短期波动、长期稳定的特点，即"眼压稳态"。

眼压的短期波动包括两类：一类是心动周期中，由于心输出量的变化导致脉络膜容积改变所引起的眼压波动；另一类是由于眼球运动，眼睑闭合，体位改变等生理活动，挤压眼球所致的眼压瞬时波动。房水静脉、集液管及 SC 内所观察到的，与脉搏节律一致的房水搏动性流出现象，提示作为弹性组织的 TM，发挥了主动调节房水外流的作用。近期利用相位敏感光学相干断层扫描（OCT），成功观察到活体人眼中 TM 在心动周期中的搏动性运动，搏动延迟于脉搏，与脉搏节律一致。心舒张期，小梁网向前房方向运动，心收缩期小梁网向 SC 方向运动，越接近 SC 区，TM 运动强度越强；越向前房方向，TM 运动强度越弱。Grant 等在移除 SC 外壁后，观察到小梁网向 SC 管腔方向运动。也正是基于以上现象，Johnstone 等提出了房水流出的"微泵理论"，认为房水流出过程并非在压力变化驱动下的被动适应过程，而是主动的调节过程。小梁网作为"微泵"的动力源泉，对压力的感应、自身弹性的维持以及与周围组织的协同作用是维持"微泵"正常运行的

基础。组织学研究显示，小梁网通过自身弹性反应以及TM-JCT-SCE复合体的联合运动实现对眼压波动的瞬时调节。TM-JCT-SCE复合体是近些年来提出的一个较新的概念，它强调了各类细胞间的协同作用。附着于较深部位小梁网板层的小梁网细胞，与其下板层胶原组织紧密连接，眼压变化时，板层组织较小的形变会通过附着于其表面的小梁网细胞传递到浅层的JCT细胞，JCT区无胶原板层组织，细胞之间连接相对松散，可产生较大的形变，从而将这种形变进一步传递给与其紧密联系的SCE，最终完成对于瞬时眼压变化的调节，使眼压趋于平稳。以往文献已证实在TM区域存在类似"脚板"的"压力感受器"结构，可能是触发TM-JCT-SCE联动的部位。

除外上述所提到的眼压瞬时波动，研究证实，当眼压在较长时间（2~3周）维持在中等程度增高（2倍正常眼压水平）时，房水流畅系数会反应性的增高，增高倍数与持续灌注压增高的程度一致。Acott等推测当持续高灌注时，大量房水流经阻力较大的JCT、SCE及其基底膜区域时，可对此曲域内的ECM和细胞成分产生机械性的牵拉，从而引起阻力部位的TM疝入SC。就正常人而言，每天眼压波动范围为5~10 mmHg，通过TM-SC相对形变调节仅能引流增加房水量的10%~20%。大部分增加的房水量可能需要以下两种机制加以协调：ECM的重塑和节段性外流的开放。小梁网细胞通过整合素与细胞外基质相连，当眼压升高时，小梁网细胞受到由细胞外基质介导的机械性牵拉，启动下游信号传导通路，激活基因表达，从而增强细胞外基质对于房水的渗透性，提高房水流畅度，促进房水外流，眼压下降，最终减少由于眼压增高对小梁网细胞产生的牵拉性张力作用，中断由其诱导的细胞外基质代谢过程。这一负反馈机制可能在眼压的稳态调节过程中发挥重要作用。同时，小梁网细胞也可以通过其附着的细胞外基质感应到施加于其上的机械性张力，并将细胞表面所接受的形变信号传导至细胞内微丝系统，继而诱发一系列细胞骨架结构改变。Tumminia等的试验显示，当人眼小梁细胞受到牵拉张力后，其F-肌动蛋白以geodesic方式排列，而未受牵拉的人眼小梁细胞内F-肌动蛋白则以一种弥散方式排列。当小梁网细胞受张力牵拉24小时后，肌动蛋白的构型将恢复至未受到张力作用的初始状态。同时某些细胞骨架分子伴侣，如αB-晶体蛋白，在小梁网受到牵拉张力后2分钟内短暂消失，约2小时后恢复。αB-晶状体蛋白是稳定肌动蛋白多聚体的重要物质，在小梁网细胞受张力性牵拉后短期内的快速消失，提示小梁网在受到张力牵拉后会迅速出现肌动蛋白系统的重构，从而减轻小梁网细胞所承受的张力负荷，可能会对房水外流产生一定的影响。当小梁网肌动蛋白细胞被骨架系统激活后，除可引起细胞形变外，还可在应力传导途径中发挥重要的作用。当受到机械张力时，首先是肌动蛋白和磷酸化酪氨酸聚集黏附。同时在受到牵拉2分钟后，胞外信号调节激酶（MAPK）迅速而短暂的下降，而在受牵拉15分钟后快速增长至基线的1.5倍。同时早期基因 *c-fos* 也经历相似的先减少后增加的过程。提示当个细胞骨架重构发生后可激活MAPK系统，进而有可能通过改变基因表达或细胞凋亡使小梁网对眼压升高作出相应的反应。

除眼压或灌注压变化后ECM所做出的反应性改变外，房水节段性外流的方式也在一定程度上为调节房水外流量储备力量。基于micro-CT结果，Fautch等提出了，房水外流通路是以集液管为中心的引流单元构成。在生理眼压状态下，仅有部分引流单元开放，其余单元则是以储备方式存在。近期有研究证实，眼压变化不仅驱动ECM的改变，而且ECM的变化具有局域性，在青光眼尸眼内所发现的TM疝入SC的现象，实际是由于该区域ECM的异常更替导致的。

近期研究显示，相较于持续的压力改变，一定幅度范围内周期性的动态压力变化更易引起继发和维持眼压的稳态反应。研究显示，相较于持续稳定的灌注压，当离体眼接受相同平均灌注压水平，但同时向其施加周期性的、幅度等同于眼搏动压力时（约3 mmHg，1 Hz），离体眼的房水外流阻力可下降近30%。这种搏动性压力作用下房水外流阻力下降的现象并非由于TM等结构损伤所致，而是由于在振荡压力刺激下，TM组织表现出更高的细胞活性。

基于人们对于 TM 结构和功能的深入研究，近几年旨在真正改善 TM 房水流出通路功能的药物逐渐推出，并进入临床研究。AR-13324 和 INO-8875 是其中研究较为广泛，已进入 II 期临床试验的药物。AR-13324 是一种氨基异喹啉酰胺，可抑制 Rho 相关蛋白激酶（rho-associated protein kinase，ROCK）和去甲肾上腺素转运蛋白（norepinephrine transporter，NET）的活性。AR-13324 除具有 ROCK 所共有的可减少平滑肌细胞及类平滑肌细胞如 TM 中肌球蛋白的收缩运动外，同时具有抑制房水生成的作用。AR-13324 也发挥 NET 的抑制作用，通过抑制肾上腺素突触对于去甲肾上腺素的重吸收，增加突触对于肾上腺素的转运，从而发挥抑制房水生成，降低上巩膜静脉压的作用。INO-8875 是一种腺苷拟似物，高选择性地结合于 TM 上皮细胞的 A1 受体，上调凝胶酶活性，清除和重塑 TM 功能，从而达到恢复房水引流，降低眼压的目的。

二、TM 再生修复——多能干细胞

TM 细胞性的维持是保证正常房水外流功能的基础。在青光眼中有较多的 TM 细胞表达衰老相关的 β 牛乳糖，提示青光眼可能是一种年龄相关性疾病。TM 细胞的死亡涉及多种机制，高分子量的透明质酸与 CD44 交联，可识别组织完整性并介导组织完整性信号。透明质酸的丢失、内质网负荷增高以及线粒体功能丧失可导致 TM 细胞受损乃至死亡，导致 TM 组织稳定性的下降和功能性丧失。在青光眼患眼，房水内透明质酸的减少，透明质酸与 CD44 交联作用的异常，可改变 ATP 结合转运子的表达，增加细胞内质网和线粒体的压力负荷；同时，引起 Toll-4 所介导的自然免疫功能异常，无法有效去除房水内的毒性物质，最终导致 TM 细胞的功能异常和死亡。受损或死亡 TM 细胞如果得不到及时的修复或替代，就会导致房水流出功能受损，引起青光眼。

1982 年，Raviola 等发现在 TM 前部止端附近，Schwable 线下方可见不连续、呈条索状排列的细胞。这些细胞的形态有别于其他功能部 TM 细胞。30 余年后，Du 等从人体尸眼巩膜缘组织中成功分离出表达干细胞的标志物如：ABCG2、MGP、oct-3/4、AnKG、MUC1 和 Notch 的 TM 干细胞，通过体外培养传代，这些干细胞可以分化为表达 TM 特异性的标志物，并具有吞噬功能的成熟 TM 细胞。将这些细胞移植入小鼠眼内，定位于 TM 和虹膜组织，仍可表达为具有吞噬功能的成熟 TM 细胞。将小鼠骨髓间充质细胞移植入眼内，可同过旁分泌因子使受损的 TM 再生。之后，陆续有研究报道从鼠和人的多能干细胞（pluripotent stem cell，iPSCs）诱导分化出成熟的 TM 细胞。Ding 等将鼠 iPSCs 和人原代 TM 细胞共培养，获得类 TM 细胞。同时 Abu-hassan 等在 TM 细胞衍生的 ECM 和 TM 细胞衍生的条件培养基中，从人 iPSCs 诱导分化出 TM 细胞。进一步将 iPSC 注入体外人眼 TM 细胞受损模型中，由 iPSC 诱导分化的 TM 细胞具有内源性 TM 特点，部分恢复小梁网维持眼压稳态的功能。提示利用干细胞诱导分化的 TM 细胞可以作为一种细胞治疗手段，应用于青光眼的治疗。除此之外，目前一些研究尝试利用 SC 内皮细胞诱导分化 TM 细胞，也可能是一种细胞治疗途径的新选择。

如同所有干细胞治疗，TM 干细胞治疗同样面临较大的挑战。虽然 TM 干细胞可在体外扩增，植入眼内后可定位于 TM 区和虹膜组织，不引起眼压升高和明显的炎性反应，但是 TM 在移植后，仍存在出现细胞性和代谢反应改变的可能，而且可向前房内分泌各种生长因子。如何选择最佳移植 TM 细胞种类以及如何优化和协调植入细胞与宿主组织之间的相互作用、如何优化宿主组织的基质条件仍需大量工作加以解决。

三、TM 运动的检测和观察

TM 的弹性和运动在维持房水外流过程中发挥重要的作用。SC 管腔的大小在很大程度上取决于 TM 的运动和状态。在体研究显示，眼压增高时，由于 TM 向 SC 内扩张，SC 管腔变小。OCT 是一种非侵入性的光学仪器，可对组织形态和运动进行实时快速成像，成像分辨率高（<10 μm）。目前临床上常利用 OCT 观察正常人眼和青光眼 SC 形态，以了解房水流出通路的病理变化。许多研究显示，当眼压升高时 SC 面积减小。Kagemann 等观察到，正常人眼当眼压急性升高时，SC 面积减小。在青光眼患者 SC 面积显著小于正常人。

但由于巩膜的高散射，角膜缘血管的尾影效应，使到达 SC 及 TM 区域的光线十分有限，显著降低图像的对比度，因此利用目前商用的 OCT 较难准确勾画出 SC 的边界，无法观察到集液管开口的形态。再者由于目前 OCT 主要基于信号幅度进行形态成像，而小梁网运动幅度远小于形态成像的阈值，运动频率高，因此无法利用现有商用的 OCT 观察和分析小梁网的运动状况。人们试图利用 OCT 内镜成像和房角镜辅助下 OCT 进行成像，以摆脱巩膜散射及血管尾影的干扰，但是由于成像速度较慢，分辨率低，无法清晰展示 TM 及周围组织的结构，更无法追踪 TM 的运动情况。

相位敏感 OCT 的出现为实现实时观察 TM 运动情况提供了可能。相位敏感 OCT 区别于目前商用 OCT，扫描速率快，采集和分析对于运动十分敏感的相位信号，对于运动的分辨率可达 nm/s 水平。在离体猴眼模拟生理状态下周期性搏动的眼压，利用相位敏感 OCT 可以观察到 TM 与周期性压力同步的运动。SC 面积随周期性压力的变化而产生相应的形变，即当灌注压逐渐升高时，SC 面积逐渐减小，而当灌注压下降时，SC 面积逐渐增大。同时 TM 的运动随灌注压的增高而减弱，而随灌注压的降低而增大。随后，在正常人眼，利用相位敏感 OCT 追踪到 TM 与脉搏一致的运动，运动略迟于脉搏，舒张期小梁网向前房方向运动，心收缩期小梁网向 SC 方向运动，越接近 SC 区，TM 运动强度越强，越向前房方向，TM 运动强度越弱。利用相同的方法，在 1 例由于虹膜囊肿导致一侧房角关闭的患者眼部，在房角关闭区，较难探测到 TM 的运动，而在房角开放区，TM 运动幅度和速度均与对侧眼接近。虽然目前相位敏感 OCT 只能检测到沿光线投射方向上的 TM 运动速度及位移程度，但是它仍可在一定程度上辅助我们了解 TM 在在体状态下的运动情况，反映 TM 的弹性状态，因此可能成为将来青光眼筛查、诊断、随访和疗效评估的辅助手段之一。

综上所述，随着研究手段的完善、多学科思路的融合、整体观的建立，对我们而言，作为房水流出通路的重要组成部分，房水外流阻力的主要构成部位，TM 已不再是僵硬的"滤帘"，而是对于压力极其敏感、结构构成严密、功能分化完善的自主调节、自我修复的精巧组织。以 TM 为靶向治疗手段的研究和探索，可能成为青光眼研究的热点，为青光眼的治疗开辟一个崭新的篇章。

参考文献

［1］Quigley HA, Broman AT. The number of people with glaucoma worldwide in 2010 and 2020. Br J Ophthalmol, 2006, 90（3）：262-267.

［2］Heijl A, Bengtsson B, Hyman L, et al. Natural history of open-angle glaucoma. Ophthalmology, 2009, 116（12）：2271-2276.

［3］Johnson M. What controls aqueous humour outflow resistance? Exp Eye Res, 2006, 82（4）：545-557.

［4］Johnson M, Chan D, Read AT, et al. The pore density in the inner wall endothelium of Schlemm's canal of glaucomatous eyes. Invest Ophthalmol Vis Sci, 2002, 43（9）：2950-2955.

［5］Johnstone MA. The aqueous outflow system as a mechanical pump: evidence from examination of tissue and aqueous movement in human and non-human primates. J Glaucoma, 2004, 13（5）：421-438.

［6］Li P, Shen TT, Johnstone M, et al. Pulsatile motion of the trabecular meshwork in healthy human subjects quantified by phase-sensitive optical coherence tomography. Biomed Opt Express, 2013, 4（10）：2051-2065.

［7］Grant WM. Further studies on facility of flow

through the trabecular meshwork. Archives Ophthal, 1958, 60 (4 Part 1): 523-533.

[8] Johnstone MA. Pressure-dependent changes in nuclei and the process origins of the endothelial cells lining Schlemm's canal. Invest Ophthalmol Vis Sci, 1979, 18 (1): 44-51.

[9] Bradley JM, Kelley MJ, Zhu XH, et al. Effects of mechan-ical stretching on trabecular matrix metalloproteinases. Invest Ophthalmol Vis Sci, 2001, 42 (7): 1505-1513.

[10] Acott TS, Kelley MJ. Extracellular matrix in the trabecular meshwork. Exp Eye Res, 2008, 86 (4): 543-561.

[11] Battista SA, Lu Z, Hofmann S, et al. Reduction of the available area for aqueous humor outflow and increase in meshwork hernia-tions into collector channels following acute IOP elevation in bovine eyes. Invest Ophthalmol Vis Sci, 2008, 49 (12): 5346-5352.

[12] Hann CR, Fautsch MP. Preferential fluid flow in the human trabecular meshwork near collector channels. Invest Ophthalmol Vis Sci, 2009, 50 (4): 1692-1697.

[13] Hann CR, Fautsch MP. The elastin fiber system between and adjacent to collector channels in the human juxtacanalicular tissue. Invest Ophthalmol Vis Sci, 2011, 52 (1): 45-50.

[14] Keller KE, Vranka JA, Haddadin RI, et al. The effects of tenascin C knockdown on trabecular meshwork out-flow resistance. Invest Ophthalmol Vis Sci, 2013, 54 (8): 5613-5623.

[15] Keller K, Bradley JM, Acott TS. Differential effects of ADAMTSs-1, - 4, and-5 in the Trabecular Meshwork. Invest Ophthalmol Vis Sci, 2009, 50 (12): 5769-5777.

[16] Luna C, Li G, Liton PB, et al. Alterations in gene expression induced by cyclic me chanical stress in trabecular meshwork cells. Mol Vis, 2009, 15: 534-544.

[17] Luna C, Li G, Qiu J, et al. Extracellular release of ATP mediated by cyclic mechanical stress leads to mobilization of AA in trabecular meshwork cells. Invest Ophthalmol Vis Sci, 2009, 50 (12): 5805-5810.

[18] Liton PB, Liu X, Challa P, et al. Induction of TGF-beta1 in the trabecular meshwork under cyclic mechanical stress. J Cell Physiol, 2005, 205 (3): 364-371.

[19] Liton PB, Luna C, Bodman M, et al. Induction of IL-6 expression by mechanical stress in the trabecular meshwork. Biochem Biophys Res Commun, 2005, 337: 1229-1236.

[20] Ramos RF, Sumida GM, Stamer WD. Cyclic mechanical stress and trabecular meshwork cell contractility. Invest Ophthalmol Vis Sci, 2009, 50 (8): 3826-3832.

[21] Tumminia SJ, Mitton KP, Arora J, et al. Mechanical stretch alters the actin cytoskeletal network and signal transduction in human trabecular meshwork cells. Invest Ophthalmol Vis Sci, 1998, 39 (8): 1361-1371.

[22] Lütjen-Drecoll E, May CA, Polansky JR, et al. Localization of the stress proteins alpha B-crystallin and trabecular meshwork inducible glucocorticoid response protein in normal and glaucomatous trabecular meshwork. Invest Ophthalmol Vis Sci, 1998, 39 (3): 517-525.

[23] Hann CR, Bahler CK, Johnson DH. Cationic ferritin and segmental flow through the trabecular mesh-work. Invest Ophthalmol Vis Sci, 2005, 46 (1): 1-7.

[24] Aga M, Bradley J, Keller K, et al. Specialized podosome-or invadopodia-like structures (PILS) for focal trabecular meshwork extracellular matrix turnover. Invest Ophthalmol Vis Sci, 2008, 49 (12): 5353-5365.

[25] Thorleifsson G, Walters GB, Hewitt AW, et al. Common variants near CAV1 and CAV2 are associated with primary open-angle glaucoma. Nat Genet, 2010, 42 (10): 906-909.

[26] Wiggs JL, Kang JH, Yaspan BL, et al. Common variants near CAV1 and CAV2 are associated with primary open-angle glaucoma in Caucasians from the USA. Hum Mol Genet, 2011, 20 (23): 4707-4713.

[27] Surgucheva I, Surguchov A. Expression of caveolin in trabecular meshwork cells and its possible implication in pathogenesis of primary open angle glaucoma. Mol Vis, 2011, 17: 2878-2888.

[28] Ramos RF, Stamer WD. Effects of cyclic intraocular pressure on conventional outflow facility. Invest Ophthalmol Vis Sci, 2008, 49 (1): 275-281.

[29] Bacharach J, Dubiner HB, Levy B, et al. Double-masked, randomized, dose-response study of AR-13324 versus latanoprost in patients with elevated intraocular pressure. Ophthalmology, 2014, 122 (2): 302-307.

[30] Inoue T, Tanihara H. Rho-associated kinase inhibitors: a novel glaucoma therapy. Prog Retin Eye Res, 2013, 37 (2): 1-12.

[31] Wang RF, Williamson JE, Kopczynski C, et al. Effect of 0.04% AR-13324, a ROCK, and norepinephrine transporter inhibitor, on aqueous humor dynamics in normotensive monkey eyes. J Glaucoma, 2015, 24 (1): 51-54.

[32] Reitsamer HA, Posey M, Kiel JW. Effects of a topical alpha2 adrenergic agonist on ciliary blood flow and aqueous production in rabbits. Exp Eye Res, 2006, 82 (3): 405-415.

[33] Mor M, Shalev A, Dror S, et al. INO-8875, a highly selective A1 adenosine receptor agonist: evaluation of chronotropic, dromotropic, and hemodynamic effects in rats. J Pharmacol Exp Ther, 2013, 344 (1): 59-67.

[34] Liton PB, Challa P, Stinnett S, et al. Cellular senescence in the glaucomatous outflow pathway. Exp Gerontol, 2005, 40 (8-9): 745-748.

[35] Peters JC, Bhattacharya S, Clark AF, et al. Increased endoplasmic reticulum stress in human glaucomatous trabecular meshwork cells and tissues. Invest Ophthalmol Vis Sci, 2015, 56 (6): 3860-3868.

[36] Stothert AR, Fontaine SN, Sabbagh JJ, et al. Targeting the ER-autophagy system in the trabecular meshwork to treat glaucoma. Exp Eye Res, 2016, 144: 38-45.

[37] Pulliero A, Seydel A, Camoirano A, et al. Oxidative damage and autophagy in the human trabecular meshwork as related with ageing. PLoS One, 2014, 9 (6): e98106.

[38] Maurya N, Agarwal NR, Ghosh I. Low-dose rotenone exposure induces early senescence leading to late apoptotic signaling cascade in human trabecular meshwork (HTM) cell line: An in vitro glaucoma model. Cell Biol Int, 2016, 40 (1): 107-120.

[39] Grybauskas A, Koga T, Kuprys PV, et al. ABCB1 transporter and Toll-like receptor 4 in trabecular meshwork cells. Mol Vis, 2015, 21: 201-212.

[40] Du Y, Roh DS, Mann MM, et al. Multipotent stem cells from trabecular meshwork become phagocytic TM cells. Invest Ophthalmol Vis Sci, 2012, 53 (3): 1566-1575.

[41] Du Y, Yun H, Yang E, et al. Stem cells from trabecular meshwork home to TM tissue in vivo. Invest Ophthalmol Vis Sci, 2013, 54 (2): 1450-1459.

[42] Ding QJ, Zhu W, Cook AC, et al. Induction of trabecular meshwork cells from induced pluripotent stem cells. Invest Ophthalmol Vis Sci, 2014, 55 (11): 7065-7249.

[43] Abu-Hassan DW, Li X, Ryan EI, et al. Induced pluripotent stem cells restore function in a human cell loss model of open-angle glaucoma. Stem Cells, 2015, 33 (3): 751-761.

[44] Kagemann L, Wang B, Wollstein G et al. IOP elevation reduces Schlemm's canal cross-sectional area. Invest Ophthalmol Vis Sci, 2014, 55 (3): 1805-1809.

[45] Sun Y, Li P, Johnstone M, et al. Pulsatile motion of trabecular meshwork in a patient with iris cyst by phase-sensitive optical coherence tomography. Quant Imaging Med Surg, 2015, 5 (1): 171-173.

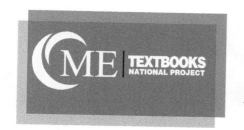

高度近视与眼底损害及防盲新进展

第 5 章

胡 亮 林 蒙 瞿 佳
温州医科大学附属眼视光医院

高度近视为近视度数大于 600 度的屈光不正。当其伴随眼部病理变化时，又被称为病理性近视。据统计，在全球范围内，2000 年的人群高度近视发生率为 2.7%，预计到 2050 年，发病率会增长到 9.8%，届时高度近视人群将高达 9 亿。目前我国 20～24 岁人口的高度近视人群已达2900 万。基于如此庞大的人群，对高度近视的致病基因、干预防治手段的研究都具有重大意义。

一、高度近视及眼底损害的研究

高度近视被认为是一种主要由遗传因素所致的疾病，一项联合日本、英国、澳大利亚、新加坡、中国香港等多中心合作进行的高度近视 meta 研究中，发现了一个新的近视基因— $WNT7B$，与眼轴长度（$P = 3.9×10^{-13}$）和角膜曲率（$P = 2.9×10^{-40}$）高度相关。陶奕瑾利用汇总全基因组关联分析（pooling-GWAS）及多中心样本验证，发现一个新的中国人群高度近视易感基因 $PDE4B$，该基因在形觉剥夺性近视（FDM）豚鼠巩膜中呈下调表达，抑制该基因功能会在豚鼠中诱导产生近视表型，包括屈光变化、眼轴延长并会导致巩膜胶原纤维变细。还有大量研究利用全基因组测序、全外显子测序、Sanger 测序等手段发现了许多与高度近视有关的基因突变，包括 $LRPAP1$、$RASGRF1$、$COL1A1$、$RBP3$、$OPN1LW$、$MYCBP2$ 等。瞿佳主持的"973 项目"也为高度近视的发病机制做出了贡献。该项目揭示了两个与高度近视相关的致病基因 $CCDC111$、$RAR\beta$。通过猪眼和鼠眼模型，他们发现 cGMP水平、cGMP 通路、多巴胺都与近视进展相关。其中 cAMP 可调控巩膜纤维重组控制近视进展，多巴胺受体激动剂也可控制小鼠近视进展。

高度近视往往伴随着多种眼底损害，这些眼底改变与高度近视的病程进展高度相关，对患者视力预后有重要提示作用。Lichtwitz 等研究了与高度近视相关的黄斑病变发生情况。在 48 只有黄斑部病变的高度近视眼中，脉络膜新生血管占 33%，黄斑裂孔占 25%，脉络膜萎缩占 19%，黄斑劈裂占 11%，漆样裂纹占 6%，圆顶样黄斑伴视网膜脱离占 4%，视网膜前膜占 2%。其他人还发现了眼底荧光造影下的 Zinn-Haller 环缺损，视乳头的倾斜等眼底改变。这些眼底改变常与脉络膜厚度变薄高度相关。大量研究报道，高度近视患者不管是周边还是黄斑区的脉络膜厚度均显著变薄，这可能与房水中的血管内皮生长因子（vascular endothelial growth factor，VEGF）及色素上皮源性因子（pigment epithelium-derived factor，PEDF）浓度有关。脉络膜厚度的减少还会降低视网膜敏感度。因此对脉络膜厚度的准确测量对高度近视的病程进展有重要的提示作用。刘新婷等用超高分辨率光学相干断层扫描（OCT）拍摄高度近视患者眼底各层变化，结果发现，在中央区，高度近视者的光感受器外节层显著变厚，在周边区、内核层、外核层、Henle 纤维层均显著变薄，导致视网膜全层变薄。

二、高度近视的防治及进展

由于高度近视常导致永久性视力损害，甚至失明，致盲率高达20%，已成为我国主要的致盲原因。因此，高度近视的防治对于控制致盲率，提高患者生活质量和社会生产力均有重大意义。高度近视的非手术手段主要包括框架镜、角膜接触镜、角膜塑形术、抗VEGF药物治疗脉络膜新生血管、激光光凝术治疗视网膜周边裂孔、基因治疗及低视力助视器等，手术治疗主要包括巩膜手术，如后巩膜加固术，晶状体手术如有晶状体眼人工置入术，角膜屈光手术如准分子激光原位角膜磨镶术（LASIK）、经上皮准分子角膜切削术（TPRK）、小切口透镜取出术（SMILE）等。其中，后巩膜加固术可以有效减缓高度近视的眼轴延长，还可以改善高度近视患者的视力，更快地使解剖结构恢复，可与角膜屈光手术、有晶状体眼人工晶状体置入术、玻璃体切割术联合进行，达到同时矫正屈光不正、治疗视网膜脱离、黄斑劈裂等严重眼部并发症的目的。这一技术的改进和推广具有良好的应用前景。

有学者用后巩膜加固术治疗了30例高度近视患儿的其中一眼，另一眼作为对照组进行对比。术后发现手术眼的眼轴增长速率明显低于对照眼，无严重的并发症，但对于已经产生葡萄肿的患儿手术效果较差。

有学者改进了后巩膜加固术的材料，采用了新型的京尼平交联材料进行后巩膜加固术用于治疗伴视网膜脱离和视网膜劈裂的高度近视。在术后1年的随访过程中，患者的屈光度从-13.81 ± 4.67 D降低到-9.64 ± 4.86 D，最佳矫正视力从1.24 ± 0.57 logMAR提高到1.03 ± 0.57 logMAR，眼轴从29.73 ± 2.31 mm缩短到28.08 ± 2.08 mm。87.5%的患者视网膜重新贴附，证明了该创新材料的安全性和有效性。

有学者评估了后巩膜加固术联合有晶状体眼人工晶状体置入术的安全性和有效性。对8例高度近视患者（11眼）进行了3年的随访研究。3年后，患者在矫正视力有显著提高，屈光度有显著降低，眼轴得到有效控制，无一例患者出现严重的并发症。

Qi等比较了后巩膜加固术联合玻璃体切割术和单纯玻璃体切割术对高度近视患者的疗效。结果发现，后巩膜加固术联合玻璃体手术不仅能获得较好的术后视力，还能加速高度近视并发症如黄斑裂孔，黄斑劈裂的愈合时间。

三、高度近视与低视力防盲

对于一些已经发展到晚期并伴有多种并发症的高度近视患者，视觉功能可能已经无法恢复到一个满意的效果。低视力人群被剥夺的不仅是视觉，由此引发的生活能力丧失，生活信心丧失和生活乐趣丧失可能是更严重的问题。这些都可能导致患者产生心理问题，如依赖、抑郁和自杀倾向等。研究表明，低视力患者的抑郁发生率（29.6%）远高于正常人群（2.5%～15.0%），而非视觉性服务能有效缓解抑郁症状。因此，低视力人群的防盲工作不能局限于防眼盲，更要注重防"心盲"。

低视力患者需要康复的不仅仅是视力，还需要详尽的沟通和对生活、工作的建议指导，包括生活基本技能康复、阅读书写技能培训、定向行走和盲杖使用、心理康复、家庭环境的针对性布置等。因此低视力患者不仅需要临床工作者们的努力，还需要一个综合的团队去践行非视觉健康服务，来帮助低视力人群重拾生活信心，实现人生价值。

参考文献

［1］Holden BA, Fricke TR, Wikson DA, et al. Global prevalence of myopia and high myopia and temporal trends from 2000 through 2050. Ophthalmology, 2016, 123 (5): 1036-1042.

［2］Miyake M, Yamashiro K, Tabara Y, et al. Identification of myopia-associated WNT7B polymorphisms provides insights into the mechanism underlying the development of myopia. Nat Commun, 2015, 6: 6689.

［3］Lichtwitz O, Boissonnot M, Mercié M, et al. Prevalence of macular complications associated with high myopia by multimodal imaging. J Fr Ophtalmol, 2016, 39 (4): 355-363.

［4］Zaben A, Zapata MÁ, Garcia-Arumi J. Retinal sensitivity and choroidal thickness in high myopia.

Retina, 2015, 35 (3): 398-406.

［5］Xue A, Bao F, Zheng L, et al. Posterior scleral reinforcement on progressive high myopic young patients. Optom Vis Sci, 2014, 91 (4): 412-418.

［6］Zhu SQ, Wang QM, Xue AQ, et al. Posterior sclera reinforcement and phakic intraocular lens implantation for highly myopic amblyopia in children: a 3-year follow-up. Eye, 2014, 28 (11): 1310-1314.

［7］Qi Y, Duan AL, You QS, et al. Posterior scleral reinforcement and vitrectomy for myopic foveoschisis in extreme myopia. Retina, 2015, 35 (2): 351-357.

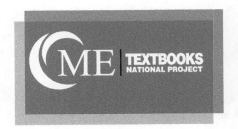

内镜微创技术在视神经疾病治疗中的应用

第 6 章

吴文灿　涂云海　瞿　佳

温州医科大学附属眼视光医院

作为眼球与颅脑之间的"连结纽带"，视神经为视觉信号传输的核心。由于其特殊的解剖结构与生理特点，一方面视神经疾病种类繁多，如外伤性视神经病变（traumatic optic neuropathy，TON）、视神经炎（optic neuritis，ON）、缺血性视神经病变、遗传性视神经病变、特发性视神经萎缩等；另一方面，预后极差，绝大部分视力严重下降，甚至完全丧失。因此，视神经疾病一直为眼科的"盲区"，如何有效治疗视神经病变，促进视神经功能恢复一直为眼科要攻克的"堡垒"。

激素冲击治疗、改善微循环及促神经营养因子应用一直被视为治疗视神经疾病的三件"法宝"，但对许多视神经疾病，实际效果并不理想。视神经减压术曾被认为是治疗视神经疾病的另一种可能的有效手段而被应用于临床，根据手术路径不同，主要分为经颅、经眶筛以及经鼻路径三种，但因为手术设备与器械的限制、对疾病病理生理学机制认知上的局限、操作上的不成熟等，实际临床效果一直存在争议，应用范围也相当局限。近 10 余年来，随着全高清内镜摄像系统及微动力刨削系统的问世、鼻内镜鼻窦外科与鼻颅底外科技术的不断成熟、对视神经及周围邻近解剖结构的不断阐明，内镜下经蝶筛路径视神经管减压术（endoscopic transethmosphenoidal optic canal decompression，ETOCD）越来越被临床重视。因其具有在内镜良好的照明与放大倍率条件下直视操作、创伤小、减压充分、可应用局部药物缓释等优越性，该技术越来越广泛地应用于临床。

我们自 2006 年开始即采用内镜微创技术治疗视神经疾病，经过 10 年地不断探索、不断思考、不断改善、不断积累，在视神经疾病治疗领域取得了一系列的成就，有可能实现将视神经疾病从一个传统的内科疾病向微创外科干预治疗的转变。

一、外伤性视神经病变

作为闭合性颅脑外伤的严重并发症，TON 主要是指额、颞部遭受钝性外力突然作用后经力的传导而导致的视神经损伤。美国 2003 年统计资料报道，其发生率占闭合性颅脑外伤的 0.5%～5.0%。随着工矿业、交通与旅游业等迅猛发展，我国 TON 患者日益增多。温州医科大学附属眼视光医院门诊每年接诊的 TON 患者量为 500～600 人，年增长率约达 20%。我院自 2006 年 10 月至 2015 年 11 月，已经对 2000 余例 TON 患者施行 ETOCD，其中在医院局域网络信息系统 ThisEye 系统记载资料完全者 1877 例（1896 眼），这也是迄今为止国际上样本量最大的 ETOCD 治疗 TON 患者，其中男女之比为 1204：673，平均年龄为 30.56±7.95 岁。手术后随访至少 3 个月，354 例患者（18.9%）无效，而 1523 例患者术后视力提高，其中 1096 例（58.4%）患者明显提高。1877 例患者中，无一例出现术后视力较术前下降。另外，35 例患者术中出现脑脊液漏予以修补，其中 5 例出现颅内感染，经治疗后痊愈，未发现颈内动脉损伤、海绵窦损伤所致的严重出血、眶内感染、慢性鼻炎或鼻窦炎等并发症。这些很大程度上表明了 ETOCD 治疗 TON 的有效性、安全性与微创性。在此过程中，我们对 1275 例 TON 患者术中内镜下所见作为"金标准"发现，术前眼眶高分辨率计算机体层摄影（high-resolution computer tomography，HRCT）扫描判断视神经管骨折（optic canal fracture，OCF）的准确率为 79.1%，漏诊率为 20.9%，主要发生于儿童或青壮年的线性骨折或骨折处于视神经的眶口或颅口所在部位或视神经管骨质非常菲薄的粉碎性但未发生移位的 OCF 患者。这从临床上在解读 HRCT 是否存在 OCF 时具有重要的指导意义。在此基础上，我们将 OCF 分为移位且有视神经压迫、移位而无视神经压迫、无移位三类，对上述三类以及无 OCF 的患者之间的术前、术后视力、手术治疗的效果进行对比分析发现，OCF 在 TON 患者视神经功能预后中可能发挥重要作用。

二、对经激素等保守治疗 3 周无效的严重 ON

因炎性脱髓鞘、感染、非特异性炎症等导致的 ON 为眼科常见病，临床上主要采取大剂量激素等治疗，但部分患者效果不理想。我们对经大剂量激素冲击等保守治疗无效，且视力严重下降，同时根据磁共振成像（MRI）判断发现眶内段视神经明显扭曲、增粗的患者采取 ETOCD，术后再全身与局部给予激素等治疗，效果比较理想，术后视力一般都明显提高。根据视神经的解剖与生理特点，我们推测很可能为视神经炎症、水肿后在管内段形成一个相对性的高压状态，而 ETOCD 可有效解除此种高压状态，改善微循环与轴浆流，同时通过局部激素应用达到控制炎症的目的。具体机制有待进一步深入研究。

三、眶尖深部拥挤所致的压迫性视神经病变

临床上，压迫性视神经病变多见于眶尖深部增生肿物压迫视神经或甲状腺相关性眼病患者，因为肌肉过度肥厚、增生所致眶尖过度拥挤导致视神经病变，亦称眶尖挤压综合征（compressive optic neuropathy，CON）。对于眶尖深部，既往被认为是手术禁区。近年来，我们开发了内镜下经蝶筛路径对 12 例位于视神经内侧的眶尖深部的小海绵状血管瘤、神经鞘瘤进行手术治疗，除 1 例肿瘤与视神经之间粘连非常紧而采取姑息性眶尖部减压手术外，其他 11 例患者肿瘤都顺利完整摘除，无显著并发症。对 9 例位于视神经外侧的眶尖深部肿瘤，包括海绵状血管瘤与鞘瘤，我们将内镜微创技术与数字导航手术系统有机结合，采取深外侧开眶径路，9 例肿瘤都完整摘除，术后视力均显著提高。从而，彻底突破了眶尖深部小肿瘤不可手术的传统理念。

甲状腺相关性眼病导致的 CON 患者，临床上主要采用经结膜或皮肤路径外侧眶减压或内侧壁、下壁眶减压手术，术后视力显著提高。但临床上发现，部分患者施行传统眶减压手术后，视力确实有提高，但提高到一定程度后，便不再提高。随后视力可能又逐渐下降。针对此种情况，我们采取内镜下经蝶筛路径对 17 例上述患者再次进行进一步减压，术中彻底去除眶尖部内侧与下壁的蝶骨小翼骨折，把内侧壁包括总腱环在内的眶筋膜完全切开，术后视力明显提高，随访观察 12~24 个月，视力不再下降。因此，我们认为对甲状腺相关性眼病导致的 CON 患者必须彻底进行眶尖部减压治疗。

四、骨纤维异常增生症所致压迫性视神经病变

骨纤维异常增生症（fibrous dysplasia，FD）是一种病因不明，进展缓慢的自限性骨纤维组织病变，其中因为骨纤维异常增生所致视神经压迫性萎缩者不少见，部分患者双眼完全丧失光感。对 FD 所致的压迫性视神经萎缩者，目前主要采取经颅骨质切除手术，但存在创伤大、并发症多、减压不充分等缺点，部分患者手术后术前视力完全丧失。近年来，我们将数字导航技术与 ETOCD 结合，在数字导航引导下施行 ETOCD。迄今为止，我们已经顺利为 9 例 FD 所致视神经萎缩患者成功施行 ETOCD，术后视力均显著提高，未见颈内动脉损伤、海绵窦损伤、脑脊液漏等，效果理想。这在一定程度上改善了 FD 所致视神经萎缩不可治疗的状况，为 FD 患者视神经功能恢复提供了简单、微创、有效的治疗手段，具有重要意义。

虽然取得了一定的成就，但是我们认为 ETOCD 只是一种治疗手段，对视神经损伤修复尚存在非常多的关键问题有待去探索、去突破，例如 TON 患者损伤后视神经管内段微环境稳态的改善与维持、ETOCD 后视神经轴索的再生修复、术后如何进一步促进视神经功能恢复等；同时，ETOCD 为高难度、高风险、高精细手术，需要术者具备精细、高超、娴熟的手术操作技巧，扎实、全面的视神经损伤修复的知识基础，包括对视神经疾病病因与性质的判断，手术适应证与禁忌证的把握，视神经损伤修复的病理生理学机制的认识等。因此，我们主张该手术应该由具备条件的少数经验丰富的医生谨慎开展。

参考文献

［1］Yang QT, Zhang GH, Liu X, et al. The therapeutic efficacy of endoscopic optic nerve decompression and its effects on the prognoses of 96 cases of traumatic optic neuropathy. J Trauma Acute Care Surg, 2012, 72（5）：1350-1355.

［2］Chen F, Zuo K, Feng S, et al. A modified surgical procedure for endoscopic optic nerve decompression for the treatment of traumatic optic neuropathy. N Am J Med Sci, 2014, 6（6）：270-273.

［3］Kong DS, Shin HJ, Kim HY, et al. Endoscopic optic canal decompression for compressive optic neuropathy. J Clin Neurosci, 2011, 18（11）：1541-1545.

［4］Steinsapir KD, Goldberg RA. Traumatic optic neuropathy：an evolving understanding. Am J Ophthalmol, 2011, 151（6）：928-933.

［5］Berhouma M, Jacquesson T, Abouaf L, et al. Endoscopic endonasal optic nerve and orbital apex decompression for nontraumatic opticneuropathy：surgical nuances and review of the literature. Neurosurg Focus, 2014, 37（4）：E19.

［6］Wu W, Selva D, Jiang F, et al. Endoscopic transethmoidal approach with or without medial rectus detachment for orbital apicalcavernous hemangiomas. Am J Ophthalmol, 2013, 156（3）：593-599.

［7］Lv Z, Selva D, Yan W, et al. Endoscopical orbital fat decompression with medial orbital wall decompression for dysthyroid optic neuropathy. Curr Eye Res, 2016, 41（2）：150-158.

［8］Satterwhite TS, Morrison G, Ragheb J, et al. Fibrous dysplasia：management of the optic canal. Plast Reconstr Surg, 2015, 135（6）：e1016-e1024.

［9］Abe T, Satoh K, Wada A. Optic nerve decompression for orbitofrontal fibrous dysplasia：recent development of surgical technique and equipment. Skull Base, 2006, 16（3）：145-155.

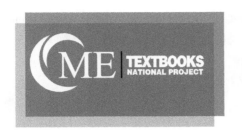

国内老视手术现状及新进展

第7章

俞阿勇　王勤美
温州医科大学附属眼视光医院

据中华人民共和国国家统计局的数据，2014年我国60岁以上人口约2.1亿，占总人口数的15.5%。预计到2050年，我国老年人口将达到4.8亿。老视直接关系到如此庞大人群的工作能力和生活质量，因此老视的矫正成为眼视光学领域的热点，具有直接和深远的社会意义。随着人们对远、中、近全程视力需求的提高以及眼视光技术的发展，老视的手术矫正成为2015年美国眼科协会（AAO）的热点。本文就国内的老视手术现状及进展做一简要介绍。

一、角膜手术矫正老视

1. monovision　monovision即一眼矫正用于视远，另一眼矫正用于视近。monovision通过双眼间的模糊抑制，双眼清晰视力范围等于单眼之和，以达到老视矫正的目的。通过角膜屈光手术实现monovision适用于近附加+0.50～+1.50 D的40～50岁的轻、中度老视，在国内广泛开展。术后效果受年龄、屈光状态、优势眼、立体视、职业、心理等因素影响。不足之处是距离感欠佳、夜间驾驶可能需要戴镜，由于双眼各自视物清晰度不同，部分患者术后需要时间适应。

2. Q值调整　Q值调整（adjustment of Q value）本质是一种改良的monovision，使术后角膜中央区保持更凸的非球面形状，焦深增加。双眼的屈光参差感变小，双眼看远看近更平衡。Q值调整适合于近附加+0.50～+1.50 D、屈光度数小于-6.00 D的轻、中度老视，在国内广泛开展。术后效果受年龄、屈光状态、瞳孔直径、职业、心理等因素影响，部分患者可出现眩光和光晕，需要时间适应。

3. PresbyMAX　PresbyMAX应用双非球面切削算法，对角膜中央区域和周边区域进行非球面优化，以达到中央视近、周边视远、中间过渡区用于中间距离视力的目的。与多焦点人工晶状体的设计原理相似，治疗后角膜表面形成一个多焦点表面。适合于近附加+1.25～+2.50 D、近视度数小于-8.00 D或远视度数小于+5.00 D、散光小于3.00 D的老视患者，在国内已逐渐开展。术后效果受年龄、瞳孔直径、屈光状态、优势眼、立体视、职业、心理等因素影响，可能出现眩光和光晕、近视力矫正不足、明亮光照条件下远视力轻度下降等现象。

4. 传导性角膜成形术　传导性角膜成形式（conductive keratoplasty，CK）是一种非激光角膜热成形术，通过对非优势眼的热效应引起周边角膜胶原收缩，导致中央角膜曲率变陡峭，可改善视近能力。然而，由于CK预测性差、术源性散光、无菌性角膜坏死等原因，现在国内已基本停用。

5. 角膜层间置入物　角膜层间置入物矫正老视是利用小孔成像原理。置入物的中央有一个直径约 1.6 mm 的小孔，通过增加景深达到治疗目的。在非优势眼的角膜上置入。与传统 monovision 方案相比，角膜层间置入物在提高一只眼近视力的同时，损失的远视力更少。该类产品尚未经美国食品药品管理局（food and drug administration，FDA）批准。

二、巩膜手术矫正老视

巩膜微汽化术（laser anterior ciliary excision，LaserACE）是一种治疗老视的新方法，应用波长为 2940 nm 的铒（Erbium）YAG 激光在巩膜软组织的三个关键解剖区域（距离轮状部 0.5～1.1 mm、1.1～4.9 mm 和 4.9～5.5 mm）微汽化巩膜组织。微汽化的孔洞增加巩膜局部的弹性，增加从睫状肌到晶状体间的有效拉力，达到增加调节力，改善近、中距视力的目的。LaserACE 适合于近附加+1.00 D 以上、视远屈光度数（等效球镜）+0.50～−0.50 D、散光度≤1.0 D、眼压 12～20 mmHg（1 mmHg=0.133 kPa）的 40～65 岁老视者。LaserACE 已于欧洲、南美洲、加拿大、墨西哥、中国台湾地区等完成数百例病例，在中国大陆也已开展。早期临床研究证明该手术可使客观调节力增加 1.25～1.50 D，未发现明显并发症，但有部分患者出现术后回退。

三、晶状体手术矫正老视

随着晶状体（白内障）摘除技术的进步，尤其是近年来飞秒激光辅助白内障手术的开展，使得手术安全性更有保障，手术更加精准。联合人工晶状体的创新，晶状体手术已经成为矫正老视的主要方式之一。

1. monovision 晶状体手术通过选择人工晶状体度数使一眼术后用于视远，另一眼为低度近视用于视近。monovision 在国内广泛开展。术后效果及不足之处同角膜屈光手术 monovision 方式。

2. 多焦点人工晶状体 多焦点人工晶状体基于折射或衍射的原理，以提高晶状体摘除术后的远、近视力。虽然传统同心环设计的多焦点人工晶状体取得了一定的临床效果，但是存在光能损失明显、眩光、中间距离视力不理想等缺点。今年国内临床上出现了 3 种方式，以改善以上缺点。① 保留同心环设计，通过减少近附加度数（例如+2.50 D）以改善中间距离视力表现，眩光减少，但是近视力有所下降。另外，也有设计尝试加大中远距离范围的景深，以减少眩光，改善对比敏感度，但是存在近视力不足的缺点。②保留同心环设计，通过增加一个中间距离焦点以改善中间距离视力表现。例如在人工晶状体的 4.3 mm 直径范围内为三焦点，近附加为中间距离 1.66 D，近距离 3.33 D；4.3～6.0 mm 直径为双焦点，近附加为 3.75 D。对于大瞳孔（如 6 mm），3.33 D 与 3.75 D 的近附加整合形成有一定景深的近屈光力。直径达到 4.3 mm 之前，相对光能分布是恒定的，即 50%用于远距，30%用于近距，20%用于中距。当瞳孔大于 4.3 mm 时，远距光能增加，中距光能降低，但近距光能保持恒定。总的可用光能为 87%，优于远近光能分布相等的双焦点衍射型人工晶状体（81%）。③采用区域折射型设计，即人工晶状体光学部含有两个扇形区域：稍大的扇形区域用于远视力，稍小的扇形区域用于近视力，两者之间的楔形区域为过渡区。由于过渡区小，因此，只有 7%的能量损失。远、近区域在改善远、近视力的同时，由于景深效应，也提供了良好的中间视力。现有的两种品牌（Oculentis MF 和 Lenstec SBL-3）在远、近区域比例和中央区处理上存在差异。

3. 拟调节人工晶状体 拟调节人工晶状体主要是模拟自然晶状体调节时的轴向运动或形变以达到改善全程视力的目的。从原理来看，目前在国内临床上使用的拟调节人工晶状体主要是单个透镜通过轴向运动实现全程视力，尚需进一步改进以改善临床效果。

　　国内已经出现了老视手术门诊，把视光学理论和技术与眼科手术技术有机整合在一起，初步形成了老视手术相关的临床决策，完善了与之相关的手术前后医疗流程和规范。未来老视手术在我国有可能取得长足发展。

参考文献

［1］Arba Mosquera S, Alió JL. Presbyopic correction on the cornea. Eye Vis（Lond），2014，1：5.

［2］El Bahrawy M, Alió JL. Excimer laser 6th generation：state of the art and refractive surgical outcomes. Eye Vis（Lond），2015，2：6.

［3］Garcia-Gonzalez M, Teus MA. Uncorrected binocular performance after biaspheric ablation profile（PresbyMAX）for presbyopic corneal treatment. Am J Ophthalmol, 2013, 156（4）：847-848.

［4］Vilupuru S, Lin L, Pepose JS. Comparison of contrast sensitivity and through focus in small-aperture inlay, accommodating intraocular lens, or multifocal intraocular lens subjects. Am J Ophthalmol, 2015, 160（1）：150-162.

［5］Dexl AK, Jell G, Strohmaier C, et al. Long-term outcomes after monocular corneal inlay implantation for the surgical compensation of presbyopia. J Cataract Refract Surg, 2015, 41（3）：566-575.

［6］Pedrotti E, Mastropasqua R, Passilongo M, et al. Comparison of two multifocal intraocular lens designs that differ only in near add. J Refract Surg, 2014, 30（11）：754-760.

［7］Mastropasqua R, Pedrotti E, Passilongo M, et al. Long-term visual function and patient satisfaction after bilateral implantation and combination of two similar multifocal IOLs. J Refract Surg, 2015, 31（5）：308-314.

［8］Mojzis P, Majerova K, Plaza-Puche AB, et al. Visual outcomes of a new toric trifocal diffractive intraocular lens. J Cataract Refract Surg, 2015, 41（12）：2695-2706.

［9］Mojzis P, Majerova K, Hrckova L, et al. Implantation of a diffractive trifocal intraocular lens：one-year follow-up. J Cataract Refract Surg, 2015, 41（8）：1623-1630.

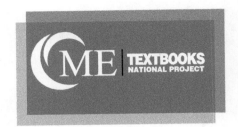

葡萄膜炎的新进展

第 8 章

杨培增
重庆医科大学附属第一医院　重庆市眼科研究所

　　葡萄膜炎是临床常见的一类顽固性免疫性致盲眼病，病因和发病机制复杂、临床表现多样，严重危害人们的视力和生活质量。近年来，随着我国眼免疫学领域、基因遗传学领域研究地迅猛发展，葡萄膜炎的基础及临床研究方面取得了显著的成绩。

一、《我国急性前葡萄膜炎临床诊疗专家共识》的发表

　　针对我国目前关于葡萄膜炎诊断和治疗比较混乱的情况，中华医学会眼科学分会眼免疫学组的各位委员共同探讨并制定了《我国急性前葡萄膜炎临床诊疗专家共识》（以下简称共识），发表在 2016 年 3 月第 3 期《中华眼科杂志》上。共识中详细阐述了急性前葡萄膜炎的临床类型、临床表现以及诊断标准，针对不同临床类型和表现的炎症给予针对性的治疗方案。该共识与国际接轨，使得我国急性前葡萄膜炎诊治更加标准化，我国临床医生在急性前葡萄膜炎的诊断和治疗上有据可依。

二、葡萄膜炎的基础研究进展

　　杨培增团队联合张美芬等团队建立起国际上最大的葡萄膜炎患者样本库，进行葡萄膜炎的遗传学发病机制研究。对 Behcet 病、Vogt-小柳-原田综合征（VKH 综合征）进行了候选基因和全基因组关联研究发现，10 个 Behcet 病致病基因和 8 个 Behcet 病保护基因；IL23R-Clorf141、HLA-DRB1/DQA1 等区域的基因多态与 VKH 综合征的遗传易感性显著相关。研究结果发表在 *Nature Genetics*、*Annals of the Rheumatic Diseases*、*Journal of Allergy and Clinical Immunolgy*、*Ophthalmology* 等一系列国际著名期刊上。他们还发现 Th17 细胞过度激活在 Behcet 病、VKH 综合征中起到关键性作用，并证实白介素（IL）-23/IL-17 通路在葡萄膜炎的发生和发展过程中有重要作用；鉴定出 miR-155、IL-27 等多种对 IL-23/IL-17 通路具有促进或抑制作用的生物分子；证实了 Toll 样受体通路和 Notch 信号通路对 IL-23/IL-17 通路的促进作用；发现调节性免疫细胞和相关细胞因子的数量及功能减少或丧失是导致葡萄膜炎发生和复发的重要因素。

　　葡萄膜炎的动物模型研究如下。①发病机制的研究。Watanabe 等对兔实验性自身免疫性葡萄膜炎（EAU）进行 miRNAs 表达的检测分析发现，miR-223 和 miR-146a 表达水平与 EAU 的严重程度评分和 EAU 眼内升高的 IL-1β/单核细胞趋化蛋白（MCP）-1 反应具有一致性。Lee 等发现巨噬细胞诱导的 C 型凝集素的激活和 Syk/Card9 信号通路在小鼠 EAU 中发挥至关重要的作用。②干细

胞治疗的研究。张晓敏团队发现，在大鼠 EAU 体内注射间充质干细胞（MSC），可以抑制眼局部和全身的 Th1 和 Th17 反应、增强 Treg 细胞以及调控 Treg/ Th17 平衡，从而减轻葡萄膜炎的严重程度，提示 MSC 可能对葡萄膜炎防治提供一种新的方案。③体内药物治疗的研究。Li 等利用乳酸-羟基乙酸共聚物（PLGA）和曲安奈德（TA）构建一种曲安奈德微球（TA-MS）缓释系统治疗兔实验性内毒素诱导葡萄膜炎（EIU），发现 TA-MS 缓释系统能维持更长的有效治疗浓度时间，能有效减轻兔葡萄膜炎；Zhang 等发现大黄多糖（RP）能显著上调 IL-1β、干扰素（IFN）-γ 以及 IL-6 的分泌，提示 RP 可能通过 Toll 样受体 4（TLR4）信号通路激活巨噬细胞；Fang 等发现一种新型抗风湿药物来氟米特能通过抑制致病 T 细胞的增生以及抑制其分泌的细胞因子，减轻大鼠 EAU 的炎性反应，提示来氟米特可能成为治疗自身免疫性葡萄膜炎的一种新药物。

三、葡萄膜炎的临床研究进展

超广角眼底成像技术可在瞳孔正常状态下单次扫描获得 200° 范围内的眼底图像，有助于发现既往其他眼底影像检查不能发现的周边部眼底病变，以便获得更多的眼底信息，改善对葡萄膜炎所致眼底病变的认知水平。杨柳团队利用这种新的血管造影技术对前葡萄膜炎患者外层视网膜血管改变进行了检查发现，这种成像技术的有效性和对周边眼底病变检测有显著优越性。

近年来产生的谱域光学相干断层扫描（OCT）技术实现了对高分辨率视网膜和脉络膜断层图像的高速采集，赵潺团队通过频域 OCT 发现在 VKH 综合征者外层视网膜可形成视网膜内囊样水肿，视网膜下渗出可引起视网膜下纤维增生，导致患者视力严重受损。这为 VKH 综合征患者发病机制研究提供新的思路，为葡萄膜炎病理生理学的动态研究提供了全新的影像学检查手段。晏红改等利用 OCT 观察葡萄膜炎急性期的前房炎性反应、急性期和恢复期虹膜和角膜结构的变化情况。眼后节频域 OCT 可清晰显示葡萄膜炎患者视网膜的各种改变。增强深部成像的光学相干断层扫描（EDI-OCT）可同时观察视网膜和脉络膜的变化，从而评估患者病情的变化及对治疗的反应程度。

为了更准确反映眼内炎症情况，李旌团队通过优化人房水样本的采集和定量检测手段，分析了数百例不同类型葡萄膜炎患者的房水样本发现，临床相似的前葡萄膜炎患者房水中炎性反应因子的图谱不同，房水中生物化学因子的变化也可反映眼底疾病的变化。这为眼内炎性反应的研究提供了新的思路。

参考文献

［1］中华医学会眼科学分会眼免疫学组. 我国急性前葡萄膜炎临床诊疗专家共识. 中华眼科杂志, 2016, 51（3）：164-166.

［2］Wang C, Tian Y, Lei B, et al. Decreased IL-27 expression in association with an increased Th17 response in Vogt-Koyanagi-Harada disease. Invest Ophthalmol Vis Sci, 2012, 53（8）：4668-4675.

［3］Zhou Q, Xiao X, Wang C, et al. Decreased microRNA-155 expression in ocular Behcet's disease but not in Vogt Koyanagi Harada syndrome. Invest Ophthalmol Vis Sci, 2012, 53（9）：5665-5674.

［4］Zhou Q, Hou S, Liang L, et al. MicroRNA-146a and Ets-1 gene polymorphisms in ocular Behcet's disease and Vogt-Koyanagi-Harada syndrome. Ann Rheum Dis, 2014, 73（1）：170-176.

［5］Yang Y, Xiao X, Li F, et al. Increased IL-7 expression in Vogt-Koyanagi-Harada disease. Invest Ophthalmol Vis Sci, 2012, 53（2）：1012-1017.

［6］Liu X, Wang C, Ye Z, et al. Higher expression of toll-like receptors 2, 3, 4, and 8 in ocular Behcet's disease. Invest Ophthalmol Vis Sci, 2013, 54（9）：6012-6017.

［ 7 ］Qi J, Yang Y, Hou S, et al. Increased Notch pathway activation in Behcet's disease. Rheumatology (Oxford), 2014, 53（5）: 810-820.

［ 8 ］Lee EJ, Brown BR, Vance EE, et al. Mincle activation and the Syk/Card9 signaling axis are central to the development of autoimmune disease of the eye. J Immunol, 2016, 196（7）: 3148-3158.

［ 9 ］Watanabe T, Keino H, Kudo A, et al. MicroRNAs in retina during development of experimental autoimmune uveoretinitis in rats. The Br J Ophthalmol, 2016, 100（3）: 425-431.

［10］Li W, He B, Dai W, et al. Evaluations of therapeutic efficacy of intravitreal injected polylactic-glycolic acid microspheres loaded with triamcinolone acetonide on a rabbit model of uveitis. Int Ophthalmol, 2014, 34（3）, 465-476.

［11］房城伯, 周德喜, 占书箱, 等. 来氟米特对大鼠自身免疫性葡萄膜炎的作用. 中华眼科杂志, 2015, 51（10）: 754-761.

［12］Chi Y, Guo C, Peng Y, et al. A prospective, observational study on the application of ultra-wide-field angiography in the evaluation and management of patients with anterior uveitis. PloS One, 2015, 10, e0122749.

［13］晏红改, 李骏, 杨柳, 等. 相干光断层成像术在葡萄膜炎患者中的应用. 中华眼科杂志, 2015, 51（10）: 790-794.

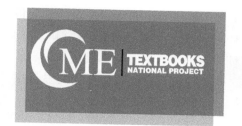

眼流行病学新进展

第 **9** 章

何明光　丁小虎　郭歆星
中山大学中山眼科中心

一、北京眼病研究

北京眼病研究是国内最知名的眼科流行病学研究之一，2014 年版的《中华眼科学年鉴》已经综述了该研究的前期研究成果。在 2011 年采集的眼底照片和光学相干断层扫描（OCT）等眼底病方面的影像学资料基础上，北京眼病研究在 2015 年又取得了一系列重要的研究成果。

（一）基于眼底彩照的精细分析

1. 豹纹样眼底的患病率　对北京眼病研究 2011 年采集的 45 度眼底图片进一步分析，分别对黄斑区和视乳头区域单独分级，按照脉络膜大血管的可见程度，将豹纹样眼底评分为 0~3 级，并制作标准图片。研究发现，黄斑区豹纹样眼底平均评分为 0.84±0.79 分，视乳头周围豹纹样眼底平均评分为 1.01±0.62 分。在豹纹样眼底的多因素分析中，高评分与以下因素相关：高龄、男性、低体质量指数、较差的最佳矫正视力、较薄的黄斑中心凹下脉络膜厚度、较长眼轴、较大的 β 萎缩带，较低的中期年龄相关性黄斑变性以及较低的晚期年龄相关性黄斑变性。评分的高低与视网膜静脉阻塞、高血压、糖尿病和青光眼等都无关联。

2. 视乳头-黄斑中心距离　对北京眼病研究 2011 年采集的 45 度眼底图片进一步分析，视乳头-黄斑中心凹距离的定义为视乳头中心和黄斑中心的连线长度，其中视乳头中心定义为视乳头最大径和最小径的交叉点，黄斑中心定义为黄斑中心凹的反光点所在位置，若眼底图片上黄斑中心凹反光不明显，则在 OCT 眼底图上协助判定中心凹。研究发现，视乳头黄斑中心凹平均距离是 4.76±0.34 mm，较长的视乳头-黄斑中心凹距离与长眼轴、轴性高度近视、浅前房、薄晶状体厚度、小视乳头-黄斑中心凹夹角、较大的视乳头周围 α 萎缩带、较大的视乳头周围 β 萎缩带、大视盘面积、低度皮质性白内障和低年龄相关性黄斑变性患病率等有关。该参数可能对眼球正视化有一定的研究价值，但是由于参数变异比较小，因此其价值也可能非常有限。

3. 视乳头-黄斑中心凹角度　对北京眼病研究 2011 年采集的 45 度眼底图片进一步分析，视乳头-黄斑中心凹角度的定义为水平线与视乳头-黄斑中心凹连线的夹角，其中视乳头-黄斑中心凹连线如上文所述。研究发现，平均视乳头-黄斑中心凹角度为 7.76 度±3.63 度，较大角度与较大年龄、较薄的鼻上方、上方和颞上方的神经纤维层厚度、较厚的鼻下方、下方、鼻侧神经纤维层厚度、视网膜静脉阻塞和较大的散光有关。研究认为，视乳头-黄斑中心凹角度会影响神经纤维层的局部分布，因此在诊断青光眼的时候需要考虑该角度的因素。

4. 神经纤维层缺损的累积发病率　通过对 2011 年和 2001 年采集的眼底照片进行对比，分析了 10 年内局灶性神经纤维层缺损的累积发病率。结果表明，10 年内局灶性神经纤维层缺损的平均累积发病率为（4.7±0.2）%；除了闭角型和开角型青光眼、糖尿病视网膜病等眼部疾病外，高收缩压、高舒张压、脑卒中等因素也会引起局灶性神经纤维层缺损。该研究提示我们对于无显著眼部异常，但是眼底有局灶性神经纤维层缺损的人群，需要关注其血压和脑卒中病史。

（二）基于眼底的 OCT 影像学分析

1. 黄斑小凹下脉络膜厚度与白内障　在前期 OCT 研究中，已经分析了黄斑小凹下脉络膜厚度（SFCT）与最佳矫正视力和平均神经纤维层厚度的关系，描述了糖尿病和闭角型青光眼人群的 SFCT 结构特征。2015 年继续分析了 SFCT 与白内障的关系认为，SFCT 与核性白内障无显著关联，但是与后囊下和皮质白内障有关。由于较薄的 SFCT 与较低的最佳矫正视力显著相关，因此在临床分析视力低下原因的时候需要注意该结构特征。

2. 视乳头周围脉络膜厚度分布研究　利用频域光学相干断层扫描（spectral domain OCT, SD-OCT）技术分析了视乳头周围 3.4 mm 区域的脉络膜厚度。结果显示，视乳头周围平均脉络膜厚度为 134±53 μm；通过对不同区域厚度的分析表明，视乳头上方脉络膜最厚，颞侧次之，随后是鼻侧，而下方最薄；多因素分析表明，年龄每增加 1 岁，脉络膜厚度减少 2 μm，屈光度每增加 1.0 D，脉络膜厚度减少 5 μm。视乳头周围的 α 萎缩带和 β 萎缩带也会引起脉络膜厚度降低。

（三）脑脊液压力与眼部疾病

在北京眼病研究的既往报道中已经详细分析了脑脊液压力与青光眼的关系以及脑脊液压力与糖尿病视网膜病变（diabetic retinopathy, DR）患病率及严重程度的相关关系，2015 年进一步分析了 DR 导致的视力损伤与脑脊液压力之间的关系。研究发现，基于 2011 年的眼底图，DR 的患病率为（2.9±0.3）%，占所有盲和视觉损伤原因的 1.1% 和 0.8%。DR 导致的盲和视觉损伤，除了与传统的危险因素如糖尿病的病程、患者的文化程度、高糖化血红蛋白（HbA1C）、血糖浓度和血压等因素有关外，还与脑脊液压力存在关联。脑脊液压力会影响视网膜血管的压力，分析 10 年内视网膜静脉阻塞的累积发病率与脑脊液压力的关系发现，脑脊液压力越高，发生视网膜静脉阻塞的风险越高。

二、广州户外活动纵向研究

近视的病因复杂，一直以来认为视近活动是近视的危险因素，但是自从 2008 年澳大利亚学者 Rose 在 *Ophthalmology* 发表了一篇关于户外活动对近视保护作用效应的学术论文后，户外活动成为近视流行病学研究最热门的课题和争论的热点。但是既往研究都是横断面研究，在循证医学中属于可靠性较低的证据，如果要科学地回答该问题，需要一个高质量的随机对照试验。2010 年中山眼科中心何明光课题组根据广州市中小学视力保健小组筛查的裸眼视力水平，对广州市属 29 所小学进行了分层整群随机抽样，抽取了广州市 12 所小学一年级 6~7 岁的学生，分别纳入试验组和对照组，试验组 6 个学校，对照组 6 个学校，试验组每天干预 40 min 户外活动，而对照组仅作观察，进行为期 3 年的随访研究，并于 2015 年在专业知名期刊 *the Journal of the American Medical Association* 上发表了关于户外活动对近视具有保护作用的研究结果，该研究发现，每天增加 40 min 的户外活动，近视累积发病率降低了约 1/4，试验组和对照组 3 年的近视累积发病率分别为 30.4% 和 39.5%。该研究成为近视户外活动研究结论性成果，并为近视的防控提供了科学的理论支持。

三、荔湾眼病研究

闭角型青光眼是荔湾眼病研究最主要的研究疾病，近年来有学者提出，随着近视患病率的升高，闭角型青光眼患病率可能降低。针对该问题，按照基线不同近视患病率进行分层整群抽样，研究了近视患病率变化对可关闭房角（occludable angle）患病率的影响。结果发现，当近视患病率从 32.5% 升高到 80%，可关闭房角的患病率虽然从 10.3% 降低到 9.6%，但是并没有呈现显著变化的趋势。

四、安阳儿童眼病研究

安阳儿童眼病研究对象包括小学一年级学生（平均年龄 7.1±0.4 岁）和初中一年级学生（平均年龄 12.4±0.6 岁）。在初中一年级样本中，于 2015 年报道了利用基线数据研究视近活动和相关参数对近视的影响，结果发现，持续阅读（时间>45 min）、近距离看电视（距离<3 m）、歪头写作业、桌面照面采用荧光灯以及近距离阅读和笔尖到手的距离都与近视进展有关。同时，利用 2 年的随访数据分析眼镜足矫与非足矫情况下儿童近视的进展，结果发现，两组之间差异无统计学意义。而在近视与户外活动关系的研究结果中，通过户外活动与近视 2 年进展的关系发现，户外活动时间量与眼轴长度呈负相关，但是这种效应主要来源于基线非近视人群，而在基线已经近视人群，该相关性无统计学意义。

参考文献

[1] Yan YN, Wang YX, Xu L, et al. Fundus tessellation：prevalence and associated factors：the Beijing eye study 2011. Ophthalmology, 2015, 122 (9)：1873-1880.

[2] Jonas RA, Wang YX, Yang H, et al. Optic disc-fovea distance, axial length and parapapillary zones：the Beijing eye study 2011. PLoS One, 2015, 10 (9)：e0138701.

[3] Jonas RA, Wang YX, Yang H, et al. Optic disc-fovea angle：the Beijing eye study 2011. PLoS One, 2015, 10 (11)：e0141771.

[4] Jie R, Xu L, Wang YX, et al. Ten-year incidence of retinal nerve fiber layer defects：the Beijing eye study 2001/2011. Invest Ophthalmol Vis Sci, 2015, 56 (9)：5118-5124.

[5] Shao L, Xu L, Wei WB, et al. Visual acuity and subfoveal choroidal thickness：the Beijing eye study. Am J Ophthalmol, 2014, 158 (4)：702-709.

[6] Zhao L, Wang Y, Chen CX, et al. Retinal nerve fibre layer thickness measured by spectralis spectral-domain optical coherence tomography：the Beijing eye study. Acta Ophthalmol, 2014, 92 (1)：e35-e41.

[7] 邵蕾，王亚星，徐捷，等. 北京地区 50 岁以上人群及糖尿病和青光眼患者的脉络膜厚度及其影响因素. 中华眼科杂志, 2014, 50 (6)：414-420.

[8] Shao L, Xu L, Zhang JS, et al. Subfoveal choroidal thickness and cataract：the Beijing eye study 2011. Invest Ophthalmol Vis Sci, 2015；56 (2)：810-815.

[9] Jiang R, Wang YX, Wei WB, et al. Peripapillary choroidal thickness in adult Chinese：the Beijing eye study. Invest Ophthalmol Vis Sci, 2015, 56 (6)：4045-4052.

[10] Jonas JB, Xu L, Xu J, et al. Prevalence of diabetic retinopathy and vision loss in the Beijing eye study：the potential role of the cerebrospinal fluid pressure. Curr Diab Rep, 2015, 15 (10)：71.

[11] Jonas JB, Wang N, Wang YX, et al. Incident retinal vein occlusions and estimated cerebrospinal

fluid pressure: the Beijing eye study. Acta Ophthalmol, 2015, 93 (7): e522-e526.

[12] Rose KA, Morgan IG, Ip J, et al. Outdoor activity reduces the prevalence of myopia in children. Ophthalmology, 2008, 115 (8): 1279-1285.

[13] Dirani M, Tong L, Gazzard G, et al. Outdoor activity and myopia in Singapore teenage children. Br J Ophthalmol, 2009, 93 (8): 997-1000.

[14] Lu B, Congdon N, Liu X, et al. Associations between near work, outdoor activity, and myopia among adolescent students in rural China: the Xichang pediatric refractive error study report no. 2. Arch Ophthalmol, 2009, 127 (6): 769-775.

[15] Low W, Dirani M, Gazzard G, et al. Family history, near work, outdoor activity, and myopia in Singapore Chinese preschool children. Br J Ophthalmol, 2010, 94 (8): 1012-1016.

[16] Wu PC, Tsai CL, Hu CH, et al. Effects of outdoor activities on myopia among rural school children in Taiwan. Ophthalmic Epidemiol, 2010, 17 (5): 338-342.

[17] Sherwin JC, McKnight CM, Hewitt AW, et al. Reliability and validity of conjunctival ultraviolet autofluorescence measurement. Br J Ophthalmol, 2012, 96 (6): 801-805.

[18] Lee YY, Lo CT, Sheu SJ, et al. What factors are associated with myopia in young adults? A survey study in Taiwan military conscripts. Invest Ophthalmol Vis Sci, 2013, 54 (2): 1026-1033.

[19] Wu PC, Tsai CL, Wu HL, et al. Outdoor activity during class recess reduces myopia onset and progression in school children. Ophthalmology, 2013, 120 (5): 1080-1085.

[20] He M, Xiang F, Zeng Y, et al. Effect of time spent outdoors at school on the development of myopia among children in China: a randomized clinical trial. JAMA, 2015, 314 (11): 1142-1148.

[21] Jin G, Ding X, Guo X, et al. Does myopia affect angle closure prevalence. Invest Ophthalmol Vis Sci, 2015, 56 (9): 5714-5719.

[22] Li SM, Li SY, Kang MT, et al. Near work related parameters and myopia in Chinese children: the Anyang childhood eye study. PLoS One, 2015, 10 (8): e0134514.

[23] Li SY, Li SM, Zhou YH, et al. Effect of undercorrection on myopia progression in 12-year-old children. Graefes Arch Clin Exp Ophthalmol, 2015, 253 (8): 1363-1368.

[24] Li SM, Li H, Li SY, et al. Time outdoors and myopia progression over 2 years in Chinese children: the Anyang childhood eye study. Invest Ophthalmol Vis Sci, 2015, 56 (8): 4734-4740.

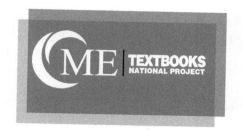

我国非动脉炎性前部缺血性视神经病变诊断和治疗专家共识（2015 年）

第 10 章　　中华医学会眼科学分会神经眼科学组

缺血性视神经病变（ischemic optic neuropathy，ION）是一组严重危害视功能的常见视神经疾病，包括多种类型，每一种类型都有其自身的病因、发病机制、临床表现和治疗方法。目前临床对各类型疾病的发病机制、临床表现，尤其治疗方法尚存在许多分歧。非动脉炎性前部缺血性视神经病变是最为常见的病变类型，是危害中老年人视功能的重要原因。

一、ION 的分类

ION 按病变部位分为两种类型：前部 ION（anterior ION，AION）和后部 ION（posterior ION，PION）。AION 累及视乳头，而 PION 累及视乳头以后的视神经。按发病原因，AION 分为巨细胞性动脉炎导致的动脉炎型 AION（arteritic AION，A-AION）和巨细胞性动脉炎之外原因导致的非动脉炎型的 AION（non-arteritic AION，NA-AION）；PION 也包括巨细胞性动脉炎导致的动脉炎型 PION、巨细胞性动脉炎之外原因导致的非动脉炎型 PION 以及作为诸多手术并发症的手术源型 PION。

二、NA-AION 的病理生理改变

（一）发病机制

NA-AION 是因视乳头急性缺血造成。这种缺血通常是由于供应视乳头的睫状后短动脉短暂无灌注或低灌注所致。绝大多数视乳头无灌注或低灌注是由血压的暂时性下降造成的，最常见于睡眠时的夜间低血压或其他原因导致的全身低灌注。眼压迅速升高也可导致眼灌注压暂时下降。

（二）危险因素

1. 全身因素　全身因素包括高血压、夜间低血压、糖尿病、缺血性心脏病、高血脂、动脉粥样硬化、动脉硬化以及由于其他原因（包括休克、心肺旁路手术等）导致的动脉低血压、睡眠呼吸暂停、血液透析、严重而反复的出血、易栓症、偏头痛、心血管自身调节功能障碍、A 型性格、颈动脉内膜剥除术等。

本文首次发表于中华医学会眼科学会神经眼科学组. 我国非动脉炎性前部缺血性视神经病变诊断和治疗专家共识（2015 年）. 中华眼科杂志，2015，51（5）：323-326.

2. 眼局部因素   眼局部因素包括无视杯、小视杯、拥挤视盘、青光眼或者其他引起眼压显著升高的原因、任何导致视乳头显著水肿的原因、睫状后短动脉分水岭与视乳头相对位置异常、视乳头滋养血管紊乱、视乳头玻璃膜疣及白内障摘除手术等。

三、NA-AION 的临床表现

（一）症状

1. 视力   患者突然出现无痛性视力下降，多在清晨醒来时发现。

2. 视野   患者常主诉鼻侧、下方或上方视物遮挡。

3. 其他   患者通常单眼发病，也可双眼发病。对侧眼发病常在数月或数年之后。双眼同时发病非常少见。

（二）体征

1. 相对性传入性瞳孔障碍   单眼受累者或双眼病变程度不一致者可出现相对性传入性瞳孔障碍。

2. 视乳头改变   发病初期，可出现局限性或弥漫性视乳头水肿，可伴有视乳头充血和视乳头周围线状出血。发病 2~3 周后，视乳头颜色开始变淡。视乳头水肿的消退时间为 6~12 周。视乳头水肿完全消退后，视乳头可以部分或全部苍白。

3. 视乳头水肿的演变过程及相应的视野改变   发病初期部分视乳头水肿，相对应的视野出现缺损；数天后视乳头弥漫水肿，最先受累的部分视乳头颜色开始变淡，水肿逐渐消退，这时后受累的部分视乳头水肿可能更明显，相对应的视野可以正常或出现相对暗点。

4. 其他眼底改变   视乳头和黄斑之间可出现轻度浆液性视网膜脱离。

（三）视野检查

视野检查是评价视功能受损情况重要且必需的方法。最常见的视野变化是与生理盲点相连的绕过中心注视点的象限性视野缺损，多见于鼻侧和下方。

（四）荧光素眼底血管造影检查

在发病的早期（通常在 4 周内），荧光素眼底血管造影（FFA）动脉早期可看到循环受损及部位，表现为视乳头局限性或弥漫性充盈迟缓，视乳头周围脉络膜和（或）脉络膜分水岭区的充盈缺损和迟缓，可伴有臂-视网膜循环时间延长。

（五）视觉电生理检查

视觉诱发电位检查常表现为振幅下降、潜伏期延长，多以振幅下降为主。视网膜电图常无异常。

（六）其他检查

1. 建议检查红细胞沉降率和 C 反应蛋白，以排除 A-AION 的可能。

2. 颈动脉超声检查、眼球后血管血流超声检查、24h 动态血压监测、睡眠监测等。

3. 光学相干断层扫描（OCT）可清晰显示神经纤维的改变和视网膜的浆液性脱离。

四、诊断和鉴别诊断

（一）诊断标准

①突然出现无痛性视力下降和（或）视野缺失；②视野检查示与生理盲点相连的绕过中心注视点的象限性视野缺损，多位于鼻侧和下方；③局限性或弥漫性视乳头水肿，常伴有周围出血；④存在相对性传入性瞳孔障碍和（或）视觉诱发电位异常；⑤有全身或眼局部的危险因素；⑥除外其他的视神经病变。

（二）鉴别诊断

需要与 NA-AION 进行鉴别的视神经疾病包括视神经炎，其他原因引起的视乳头水肿，压迫性、浸润性、外伤性、中毒性、营养代谢性及遗传性视神经病等。掌握各种视神经病变的临床特点，并采集详尽病史、正确选择相应的辅助检查，对于鉴别诊断非常重要。特发性脱髓鞘性视神经炎常在 2~4 周内出现亚急性进行性视力下降，而 NA-AION 在视力急性下降后通常不再出现连续进行性加重的过程，详尽的病史有利于鉴别诊断这两种疾病。

五、治　疗

（一）糖皮质激素治疗

病程在 2 周内者，全身使用糖皮质激素治疗可显著改善视力和视野，视乳头水肿的吸收也可明显加快。建议采用口服方式，不提倡玻璃体腔内注射曲安奈德等治疗。

（二）控制全身疾病及其他危险因素

治疗中强调要防止夜间低血压的发生，尤其对于血压位于正常低限以及不规范用药（如晚上用药、用药过多等）易出现医源性低血压的高血压患者。

（三）其他辅助治疗

1. 改善微循环药物可能对 NA-AION 治疗有一定辅助作用，如樟柳碱等。使用前需明确眼部的供血状况。对于低血压、颈动脉低灌注或眼部低灌注的患者不宜使用。
2. 可使用一些降低毛细血管通透性或促进水肿吸收的药物，以减轻视乳头水肿。
3. 营养神经药物可能对 NA-AION 治疗有一定辅助作用，如 B 族维生素。

（执笔：魏世辉　李志清）

形成共识意见的专家组成员（按姓氏拼音首字母排序）：

陈长征　陈　洁　范　珂　付　晶　黄小勇　江　冰　姜利斌　李宁东　李平华　李志清
卢　艳　陆　方　陆培荣　马　嘉　邱怀雨　曲进锋　施　维　宋　鄂　孙传宾　孙艳红
王　敏　王欣玲　王艳玲　魏世辉　徐　玲　游思维　张晓君　张秀兰　赵　晨　钟　勇
朱　丹

志谢　北京大学第三医院眼科窦宏亮，中国人民解放军总医院眼科李朝辉、黄厚斌，四川大学华西医院眼科唐健参加讨论并提出宝贵意见；中国人民解放军总医院黄厚斌对文字进行整理和核对

参考文献

［ 1 ］ Hayreh SS. Ischemic optic neuropathy. Prog Retin Eye Res, 2009, 28（1）：34-62.

［ 2 ］ Hayreh SS. Posterior ischemic optic neuropathy. Ophthalmologica, 1981, 182（1）：29-41.

［ 3 ］ Hayreh SS, Podhajsky PA, Zimmerman B. Ipsilateral recurrence of nonarteritic anterior ischemic optic neuropathy. Am J Ophthalmol, 2001, 132（5）：734-742.

［ 4 ］ Hayreh SS, Podhajsky P, Zimmerman MB. Role of nocturnal arterial hypotension in optic nerve head ischemic disorders. Ophthalmologica, 1999, 213（2）：76-96.

［ 5 ］ Hayreh SS, Zimmerman MB. Nonarteritic anterior ischemic optic neuropathy：clinical characteristics in diabetic patients versus nondiabetic patients. Ophthalmology, 2008, 115（10）：1818-1825.

［ 6 ］ 王润生，王建洲，李雯，等. 非动脉炎性前部缺血性视神经病变患者的血浆内皮素-1浓度的变化. 中华眼底病杂志, 2005, 21（3）：156-158.

［ 7 ］ 王化峰，于强. 非动脉炎性前部缺血性视神经病变发病相关因素研究进展. 国外医学眼科学分册, 2002, 26（5）：303-306.

［ 8 ］ Slavin ML, Margulis M. Anterior ischemic optic neuropathy following acute angle-closure glaucoma. Arch Ophthalmol, 2001, 119（8）：1215.

［ 9 ］ Muller M, Kessler C, Wessel K, et al. Low-tension glaucoma：a comparative study with retinal ischemic syndromes and anterior ischemic optic neuropathy. Ophthalmic Surg, 1993, 24（12）：835-838.

［10］ 马瑾，陈婷，单广良，等. 非动脉炎性前部缺血性视神经病变视盘形态的 Meta 分析. 眼科, 2014, 23（4）：235-239.

［11］ 郭承伟. 眼压与非动脉炎性前部缺血性视神经病变的关系. 中国中医眼科杂志, 2001, 11（4）：215-217.

［12］ Hayreh SS, Zimmerman MB. Optic disc edema in non-arteritic anterior ischemic optic neuropathy. Graefes Arch Clin Expophthalmol, 2007, 245（8）：1107-1121.

［13］ Tomsak RL, Zakov ZN. Nonarteritic anterior ischemic optic neuropathy with macular edema：visual improvement and fluorescein angiographic characteristics. J Neuroophthalmol, 1998, 18（3）：166-168.

［14］ Hedges TR 3rd, Vuong LN, Gonzalez-Garcia AO, et al. Subretinal fluid from anterior ischemic optic neuropathy demonstrated by optical coherence tomography. Arch Ophthalmol, 2008, 126（6）：812-815.

［15］ Hayreh SS, Zimmerman B. Visual field abnormalities in nonarteritic anterior ischemic optic neuropathy：their pattern and prevalence at initial examination. Arch Ophthalmol, 2005, 123（11）：1554-1562.

［16］ Shin SY, Kim DS, Ko MK. Fluorescein angiographic features of choroidal insufficiency in anterior ischemic optic neuropathy. Korean J Ophthalmol, 1999, 13（2）：100-104.

［17］ Oto S, Yilmaz G, Cakmakci S, et al. Indocyanine green and fluorescein angiography in nonarteritic anterior ischemic optic neuropathy. Retina, 2002, 22（2）：187-191.

［18］ Arnold AC, Hepler RS. Fluorescein angiography in acute nonarteritic anterior ischemic optic neuropathy. Am J Ophthalmol, 1994, 117（2）：222-230.

［19］ Valmaggia C, Speiser P, Bischoff P, et al. Indocyanine green versus fluorescein angiography in the differential diagnosis of arteritic and nonarteritic anterior ischemic optic neuropathy. Retina, 1999, 19（2）：131-134.

［20］ Janaky M, Fulop Z, Palffy A, et al. Electrophysiological findings in patients with nonarteritic anterior ischemic optic neuropathy. Clin Neurophysiol, 2006, 117（5）：1158-1166.

［21］ Hayreh SS, Zimmerman B. Management of giant cell arteritis. Our 27-year clinical study：new light on old controversies. Ophthalmologica, 2003, 217（4）：239-259.

［22］ Hayreh SS, Zimmerman MB. Nonarteritic anterior ischemic optic neuropathy：natural history of visual outcome. Ophthalmology, 2008, 115（2）：298-305.

［23］Beck RW, Hayreh SS, Podhajsky PA, et al. Aspirin therapy in nonarteritic anterior ischemic optic neuropathy. Am J Ophthalmol, 1997, 123 （2）：212-217.

［24］Newman NJ, Scherer R, Langenberg P, et al. The fellow eye in NAION：report from the ischemic optic neuropathy decompression trial follow-up study. Am J Ophthalmol, 2002, 134 （3）：317-328.

［25］Hayreh SS, Zimmerman MB. Non-arteritic anterior ischemic optic neuropathy：role of systemic corticosteroid therapy. Graefe's Arch Clin Expophthalmol, 2008, 246 （7）：1029-1046.

［26］Hayreh SS. Non-arteritic anterior ischemic optic neuropathy：role of systemic corticosteroid therapy. Surv Ophthalmol, 2010, 55 （4）：399-400.

［27］王润生，吕沛霖. 非动脉炎性前部缺血性视神经病变的临床研究进展. 眼科新进展，2010，30 （11）：1092-1096.

［28］Huang TL, Huang SP, Chang CH, et al. Protective effects of systemic treatment with methylprednisolone in a rodent model of non-arteritic anterior ischemic optic neuropathy （rAION）. Exp Eye Res, 2015, 131：69-76.

［29］Hayreh SS. Role of steroid therapy in nonarteritic anterior ischemic optic neuropathy. J Neuro Ophthalmology, 2010, 30 （4）：388-389.

［30］Osako T, Chuman H, Maekubo T, et al. Effects of steroid administration and transcorneal electrical stimulation on the anatomic and electrophysiologic deterioration of nonarteritic ischemic optic neuropathy in a rodent model. Jpn J Ophthalmology, 2013, 57 （4）：410-415.

［31］于强，吴景天，董东生，等. 复方樟柳碱治疗原发性和继发性缺血性视神经视网膜脉络膜病变. 中华眼底病杂志，2000，16 （2）：71-74.

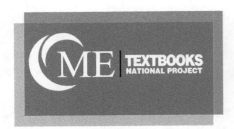

第 **11** 章

魏世辉　中国人民解放军总医院
邱怀雨　首都医科大学附属北京朝阳医院
李晓明　吉林省人民医院

神经眼科学新进展

2015 年是神经眼科学组成立的第 4 个年头，学组各项工作开展顺利。多位学组委员积极在各自所在的地区及医院开展神经眼科沙龙及学习班。2015 年 10 月 23~25 日，第八届亚洲神经眼科大会暨第四届全国神经眼科学术会议在中国人民解放军总医院举行。参会人数约 600 人。大会组织多场国内外神经眼科进展及专题讲座，参会人员讨论热烈，收获颇丰。2015 年神经眼科学科新进展主要有以下几个方面。

一、《我国非动脉性前部缺血性视神经病变诊断和治疗专家共识》的发表

缺血性视神经病变（ischemic optic neuropathy，ION）是一组严重危害视功能的常见视神经疾病，包括多种类型，每一种类型都有其病因、发病机制、临床表现和治疗方法。目前临床对各种类型疾病的发病机制、临床表现，尤其治疗方法尚存在许多分歧。非动脉炎性前部缺血性视神经病变是最为常见的发病类型，发病率可达 0.23/万~1.02/万，任何年龄均可发病，45 岁以上者占 89%，是危害中老年人视功能的重要原因之一。针对我国目前关于 ION 诊断和治疗比较混乱的情况，在学组的统一安排下，各位学组委员群策群力，探讨制定了《我国非动脉炎性缺血性视神经病变诊断和治疗专家共识》（以下简称共识）。该共识已发表在 2015 年第 5 期《中华眼科杂志》上。该共识规范了非动脉炎性前部缺血性视神经病变的诊断和治疗规范，比如必要的检查项目、激素的使用特点等，使我国临床医生在该病的诊断治疗上有据可依。

二、小剂量利妥昔单抗治疗视神经脊髓炎相关性视神经炎

近年来，B 细胞表面 CD20 分子的单克隆抗体利妥昔单抗（rituximab，RTX）在治疗视神经脊髓炎的小样本研究中取得了良好疗效。国际上推荐的常规剂量不仅价格昂贵，还可出现严重不良反应。本课题组在国际上率先应用小剂量 RTX 治疗视神经脊髓炎相关视神经炎，有望成为适合国人的最安全有效的治疗方法。

三、血浆置换联合淋巴细胞去除治疗急性难治性特发性视神经炎

特发性视神经炎被认为是一种自身免疫性疾病，体液免疫在其发病中有重要作用。目前该病

急性期首选糖皮质激素治疗，但对部分患者无效。血浆置换联合淋巴细胞去除通过去除患者血浆中致病性抗体、补体、炎性因子及部分淋巴细胞，很可能成为难治性特发性视神经炎的一种迅速缓解症状的治疗手段。

参考文献

[1] 中华医学会眼科学分会神经眼科学组. 我国非动脉炎性前部缺血性视神经病变诊断和治疗专家共识（2015 年）. 中华眼科杂志, 2015, 51（5）：323-326.

[2] Trebst C, Jarius S, Berthele A, et al. Update on the diagnosis and treatment of neuromyelitis optica：recommendations of the Neuromyelitis Optica Study Group（NEMOS）. J Neurol, 2014, 261（1）：1-16.

[3] Kim SH, Huh SY, Lee SJ, et al. A 5-year follow-up of rituximab treatment in patients with neuromyelitis optica spectrum disorder. JAMA Neurol, 2013, 70（9）：1110-1117.

[4] Greenberg BM, Graves D, Remington G, et al. Rituximab dosing and monitoring strategies in neuromyelitis optica patients：creating strategies for therapeutic success. Mult Scler, 2012, 18（7）：1022-1026.

[5] Pellkofer HL, Krumbholz M, Berthele A, et al. Long-term follow-up of patients with neuromyelitis optica after repeated therapy with rituximab. Neurology, 2011, 76（15）：1310-1315.

[6] Zephir H, Bernard-Valnet R, Lebrun C, et al. Rituximab as first-line therapy in neuromyelitis optica：efficiency and tolerability. J Neurol, 2015, 262（10）：2329-2335.

[7] Merle H, Olindo S, Jeannin S, et al. Treatment of optic neuritis by plasma exchange（add-on）in neuromyelitis optica. Arch Ophthalmol, 2012, 130：858-862.

[8] Hollie MR, Jeffery LW. The mechanisms of action of plasma exchange. Br J Haematol, 2014, 164：342-351.

[9] Miyamoto K, Kusunoki S. Intermittent plasmapheresis prevents recurrence in neuromyelitis optica. Ther Apher Dial, 2009, 13：505-508.

[10] Cree BA, Lamb S, Morgan K, et al. An open label study of the effects of rituximab in neuromyelitis optica. Neurology, 2005, 64（7）：1270-1272.

[11] Jacob A, Weinshenker BG, Violich I, et al. Treatment of neuromyelitis optica with rituximab：retrospective analysis of 25 patients. Arch Neurol, 2008, 65（11）：1443-1448.

[12] Tobin WO, Pittock SJ. Rituximab therapy in neuromyelitis optica：moving toward a personalized medicine approach. JAMA Neurol, 2015, 72（9）：974-977.

[13] Ratelade J, Smith AJ, Verkman AS. Human immunoglobulin G reduces the pathogenicity of aquaporin-4 autoantibodies in neuromyelitis optica. Exp Neurol, 2014, 255：145-153.

[14] Papadopoulos MC, Bennett JL, Verkman AS. Treatment of neuromyelitis optica：state-of-the-art and emerging therapies. Nat Rev Neurol, 2014, 10（9）：493-506.

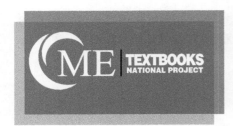

儿童眼外伤特点及治疗新进展

第12章

王 甜 颜 华
天津医科大学总医院

儿童眼外伤是小儿眼科疾病中较为常见的导致视力残疾的眼病之一，是儿童单眼致盲的主要原因，尤其在发展中国家更是如此。由于儿童正处于视觉发育关键时期，如有眼外伤发生，未引起高度重视将可能导致视力终生残疾，不仅给生活和学习造成不便，同时还给家庭和社会带来一定损失。因此要更加重视儿童眼外伤的防治工作。本文从儿童眼外伤特点、分类、致伤原因、评估及诊断、常见眼部表现、治疗和预后等方面进行分析，以进一步指导临床对于儿童眼外伤的防治，尽可能降低儿童眼外伤的发病率，提高治愈率。

一、儿童眼外伤特点

儿童的眼部组织结构尚未完全发育，具有不同于成人眼外伤的特殊性，即角膜薄弱，晶状体囊膜薄而富有弹性，晶状体核初步形成或尚未形成，玻璃体较黏稠且与视网膜黏附紧密，9岁之前的儿童眼外伤易导致外伤性弱视。

（一）流行病学特点

儿童眼外伤发病率很高，绝大部分为误伤或意外伤。儿童眼外伤发病年龄报道不一，有报道学龄前儿童发生率最高，也有报道11～16岁儿童发生率最高，但也有研究认为儿童眼外伤高发年龄段介于上述之间。眼外伤患儿中男童居多。开放性眼外伤多于闭合性眼外伤且更加严重，占儿童眼外伤的27%～48%。损伤类型中角膜穿孔伤最常见。眼前段眼外伤多于眼后段眼外伤。

（二）临床特点

由于儿童心理、生理发育不成熟，因此儿童眼外伤的临床特点于成人不同，主要涉及以下几个方面。①自受伤至就诊的平均时间较成人长。②病史获取较困难，儿童受伤时绝大多数情况下无成人监护，且孩子可能会把此次受伤归结为意外，害怕家长责骂。③孩子可能没有意识到视力下降的严重性，会有紧张、焦虑，不配合甚至抵触医生，从而容易导致诊治延误。④病情复杂，受伤机制多样。⑤并发症较多，预后差，易引起低视力甚至盲。⑥儿童眼外伤的预防较成人相对容易，大部分可以避免。

二、儿童眼外伤分类及致伤原因

儿童和成人的眼外伤分类大体相似。眼外伤按其致伤原因可分为机械性眼外伤和非机械性眼外伤。机械性眼外伤分类根据伯明翰眼外伤术语（birmingham eye trauma terminology，BETT）分为眼球闭合伤和开放伤，其中眼球闭合伤进一步分为眼球钝挫伤、板层裂伤；眼球开放伤则进一步分为眼球破裂和眼球裂伤，后者包括眼球穿孔伤、贯通伤、眼内异物。非机械性眼外伤包括热烧伤、化学伤和辐射伤等。开放性眼外伤分区为Ⅰ、Ⅱ、Ⅲ区。其中儿童眼外伤多发于开放性眼外伤Ⅰ区。儿童眼外伤主要发生在玩耍或者体育运动中。儿童以穿孔伤的发生率最高且多为锐器刺伤，如铅笔、剪刀、起子、竹签、铁丝、针、注射器或树枝等；其次为钝器击伤，如球类、玩具、子弹或弹弓等；其他还包括爆炸伤（鞭炮伤、打火机伤）、车祸伤、化学伤（石灰、水泥等）、动物致伤等。对于最常见的致伤物品，结论存在分歧，有报道认为木制品最常见，也有报道认为玻璃、小刀、剪刀、金属物最常见。

三、儿童眼外伤评估及诊断

（一）病史获取

病史包括受伤时间、地点、原因、视力变化、眼部受伤情况、受伤当时和之后的处理情况等。同时询问眼既往病史。

（二）视力和眼压检查

受伤后最初视力对损伤的预后极其重要。考虑到儿童接受眼科检查的依从性差的特点，应选择适合不同年龄段儿童的检查方法来评估双眼视力。对于学龄期儿童，可选用 Snellen 或 ETDRS 量表；对于学龄前儿童选用 E 量表；对于婴儿可采取固定追随的方法。无光感时应运用电生理学检查来评估视觉的情况。低眼压通常提示潜在的开放性眼外伤。应注意如果开放性眼外伤诊断明确，眼压测量和扩瞳可能增加眼内容物膨出的危险。

（三）眼部检查

眼部检查包括检查眼眶损伤中眼球的活动度，以确定眼部损伤范围。观察眼睑、眼附属器和眼球以确定是否存在伤口以及伤口的长度和范围。应检查有无球结膜水肿、出血、表面异物及组织脱出。观察瞳孔形状及有无直接、间接对光反射，有无相对性传入性瞳孔障碍（对预后、外伤性视神经病变、严重视网膜损伤的判定有重要意义）。对于不合作的儿童，在全身麻醉状态下进行检查。如果眼球屈光介质混浊而无法检查眼后段结构，可以待开放性眼外伤初期修复后行眼部超声进行诊断性检查。影像学常用于检查是否有眼内异物的存在和评估眼球损伤的范围，主要的影像学检查有计算机体层摄影术（CT）、超声、眼部 X 线片和磁共振成像（MRI）。

（四）儿童眼外伤的常见眼部表现

儿童眼外伤的常见眼部表现主要包括眼睑裂伤、角膜裂伤、巩膜裂伤、前房积血、虹膜睫状体炎、虹膜脱出、外伤性瞳孔散大、外伤性白内障、晶状体脱位、玻璃体积血、视网膜震荡、视网膜脱离、视神经钝挫伤、继发性青光眼、眼内炎等。

（五）儿童眼外伤治疗

儿童眼外伤大多为意外或误伤，伤后视力可能急剧下降，加之外伤造成的剧烈疼痛使得患儿产生畏惧，哭闹不止，对诊治产生排斥感，而家长又大多爱子心切，情绪激动，上述情况极可能延误治疗。正确的急救处理对预后尤为重要。紧急处理原则为病情严重者应首先抢救生命；对于开放性眼外伤应注射破伤风抗毒素；对于酸碱化学烧伤应尽早充分持续清洗眼部；对于眼球破裂伤或明显的穿孔伤切忌使眼球受到挤压；对患眼的遮盖时间不能过长，以免诱发弱视。

1. 眼前段损伤及治疗

（1）结膜损伤：结膜下出血在无眼外伤儿童很少见，因此它是儿童眼外伤的重要线索，有可能和巩膜裂伤有关，需要对眼内结构进行检查。单纯出血无须治疗，大的结膜裂伤需要进行清创缝合。

（2）角膜损伤：对于局部角膜裂伤可使用绷带式角膜接触镜（对于不配合的患儿需要进行缝合）；对全层裂伤应立即行一期修复，阻止微生物感染，术后应尽早进行屈光矫正，防治弱视发生。因为儿童角膜较成人柔软，缝线比成人更容易松开且角膜缝线更易导致角膜血管翳和角膜瘢痕，所以儿童的缝线拆除时间应比成人早。角膜白斑和前粘连是角膜裂伤的常见并发症，一旦发生应施行穿透性角膜移植术。角膜穿孔伤极易并发外伤性白内障，可采用白内障超声乳化、晶状体后囊切除联合后房型人工晶状体置入，后囊切开采用前段玻璃体切除手术。

（3）外伤性虹膜睫状体炎：外伤性虹膜睫状体炎表现为疼痛、畏光、视力减退、虹膜水肿纹理不清、睫状充血、角膜后沉着物、房水混浊等。治疗包括局部散瞳、滴用皮质类固醇激素或非甾体消炎药、前列腺素拮抗剂，也可辅以多种维生素等治疗。

（4）外伤性前房出血：前房出血是由于钝挫伤后虹膜血管撕裂或穿孔物质间接损害。按照积血占前房的容量将外伤性前房积血分为4级，Ⅰ级容量少于1/3，Ⅱ级容量为1/3~1/2，Ⅲ容量>1/2，Ⅳ级容量为3/4至整个前房。并发症有继发性前房出血、角膜血染、继发性青光眼及视神经萎缩。外伤性前房积血的并发症要比出血本身更为严重，常导致严重的视功能损害，因此治疗以控制并发症为主要目的。治疗方法为双眼包扎半卧位，限制患儿活动，避免再次出血。也可口服止血药。根据前房积血量和状况，合理选择处理方法，如前房穿刺术、前房冲洗术、周边虹膜切除术等。前房积血多采用保守治疗，手术指征存在争议，外伤性前房积血使用扩瞳剂和缩瞳剂的意见也不一致。

（5）外伤性白内障：外伤性白内障约占所有儿童白内障的29%，是儿童单眼致盲的主要原因之一。可出现异常的红光反射和白瞳症。外伤性白内障摘除联合人工晶状体置入是儿童外伤性白内障治疗的首选方法。术后常见并发症有葡萄膜反应性炎症和后发性白内障，后发性白内障发生率极高，几乎为100%。儿童置入人工晶状体的目的首先是为了预防弱视，其次是促使融合功能发育。人工晶状体置入术可以提供稳定的光学矫正、双眼视、实体视觉、矫正弱视。在外伤性白内障治疗中白内障摘除和人工晶状体置入的时机仍然存在争议，因为儿童外伤性白内障手术施行过早会在外伤性炎症的基础上增加新的手术创伤，致使术后并发症和再手术率显著增加；若手术过晚则很有可能发生儿童剥夺性弱视和失用性斜视。

2. 眼后段损伤及治疗

（1）玻璃体积血：儿童玻璃体积血的原因主要为外伤，占73.1%。通常年龄较小的孩子不能主动讲述视力下降、飞蚊症或者疼痛，眼部表现为斜视、异常红光反射或者眼球震颤。玻璃体积血是增生性玻璃体视网膜病变（PVR）发展的主要危险因素。眼外伤后严重的玻璃体积血很少自行吸收，常需行玻璃体切割术。由于儿童玻璃体和视网膜黏附紧密，玻璃体切割术可能会造成医源性视网膜裂孔或视网膜脱离。

（2）视网膜脱离：外伤是儿童视网膜脱离的主要原因，可以伴有玻璃体积血、视网膜大范围嵌顿或巨大裂孔、严重PVR。由于诊断延迟，导致病变常累及黄斑。目前玻璃体切除手术仍然是首选方法。玻璃体切除手术中眼内填充C3F8或硅油，可能对角膜内皮细胞有一定的损伤作用。

（3）外伤性黄斑裂孔：外伤性黄斑裂孔通常发生在闭合性眼外伤，儿童外伤性黄斑裂孔自发性闭合率高于成人（50%与28%比较）。对于无自发愈合倾向的儿童外伤性黄斑裂孔，可行玻璃体切割术。在儿童中，自体纤溶酶有利于形成玻璃体后脱离。对于不顺从的孩子行眼内硅油填充术。对于年龄较小的孩子应早期手术治疗。手术闭合率高于自发闭合率。

（4）眼内炎：儿童开放性眼外伤中眼内炎的发生率高于成人（54.2%）。导致眼内炎的病原微生物不同于成人，链球菌感染最常见。开放性眼外伤中眼内炎的危险因素有：一期修复延迟、置物损伤、伤口污染、眼内异物等。外伤性眼内炎患儿表现为伤眼视力下降、剧痛，同时还出现以下体征：眼睑肿胀、结膜充血水肿、前房积脓、玻璃体有炎症细胞浸润、角膜可有环形溃疡或化脓。儿童眼内炎后的视网膜脱离发生率高于成人（57.1%与8.3%比较）。外伤性眼内炎比其他类型的眼内炎视力预后差。玻璃体切割术联合敏感抗生素应用是治疗儿童外伤性眼内炎的有效方法。手术中要彻底切除炎症、浑浊的玻璃体，尽可能将玻璃体腔的炎症因子切除干净，玻璃体后脱离要完全。手术结束时玻璃体腔填充硅油是有效防止术后视网膜脱离以及视网膜进一步受损的有效方法。手术后应尽早给患儿进行视力矫正，以防止弱视发生。

（六）儿童眼外伤预后

儿童开放性眼外伤治愈率被定义为最佳视力达到≥20/40，在发达国家为54.0%~56.5%，在发展中国家仅为15.5%~25.7%。儿童开放性眼外伤后，导致低视力的主要原因为外伤后遗留的角膜混浊。目前眼外伤后预测终视力的模型有POTS、CART、眼外伤评分（OTS），其中OTS对于儿童开放性眼外伤预后预测更精确，也有报道认为其预测价值有限。视力预后不佳的因素包括低年龄、初视力不佳、伤及眼后段、伤口长度长、眼球破裂、伤及晶状体、玻璃体积血、视网膜脱离、眼内炎等。

虽然目前已经对儿童眼外伤加大了防治工作，但是儿童眼外伤依然存在，严重影响视力发育，甚至造成残疾和盲。在手术治疗方面如何选择适应证、手术时机、如何做到精准化是未来争论的焦点；同时对于儿童眼外伤治疗后的视网膜脱离复发、眼球萎缩、硅油依赖眼等问题也值得深思。对于手术治疗成功的患儿，如何尽快进行弱视训练，恢复正常视力，是摆在眼科医生面前的另一大难题。

参考文献

［1］张颖，张卯年. 眼外伤流行病学研究现状. 国际眼科纵览，2007，31（6）：426-431.

［2］杨晓慧，曹木荣. 儿童眼外伤 1126 例临床分析. 眼外伤职业病杂志，2002，22（4）：433-434.

［3］El-Sebaity DM, Soliman W, Soliman AM, et al. Pediatric eye injuries in upper Egypt. Clin Ophthalmol, 2011, 5: 1417-1423.

［4］Tok O, Tok L, Ozkaya D, et al. Epidemiological characteristics and visual outcome after open globe injuries in children. J AAPOS, 2011, 15（6）: 556-561.

［5］De Juan E, Sternberg P, Michels RG. Penetrating ocular injuries: types of injuries and visual results. Ophthalmology, 1983, 90（11）: 1318-1322.

［6］Patel BC. Penetrating eye injuries. Archives of disease in childhood, 1989, 64（3）: 317-320.

［7］Spiegel D, Nasemann J, Nawrocki J, et al. Severe ocular trauma managed with primary pars planavitrectomy and silicone oil. Retina, 1997, 17（4）: 275-285.

［8］Cao H, Li L, Zhang M. Epidemiology of patients hospitalized for ocular trauma in the shaoshanregion of China, 2001 - 2010. PLoS One, 2012, 7（10）: e48377.

［9］Kuhn F, Morris R, Witherspoon CD, et al. The Birmingham eye trauma terminology system

（BETT）. J Fr Ophthalmol, 2004, 27 （2）: 206-210.

[10] Li X, Zarbin MA, Bhagat N. Pediatric open globe injury: a review of the literature. Journal of Emergenies, Trauma, and Shock, 2015, 8 （4）: 216.

[11] 蒋瑛, 邬可为. 儿童眼外伤 122 例临床调查分析. 眼外伤职业眼病杂志, 2005, 27 （5）: 373-374.

[12] 王峰, 王建明, 权彦龙, 等. 儿童眼外伤 227 例相关因素分析. 国际眼科杂志, 2004, 4 （2）: 301-303.

[13] 王颖, 李军. 小儿眼外伤 150 例治疗体会. 中国医药指南, 2012, 10 （27）: 130-140.

[14] 韩丁, 杨宏伟. 216 例儿童眼外伤流行病学分析. 中国小儿急救医学, 2013, 20 （5）: 504-505.

[15] Acar U, Tok OY, Acar DE, et al. A new ocular trauma score in pediatric penetrating eye injuries. Eye, 2011, 25 （3）: 370-374.

[16] Lee CH, Lee L, Kao LY, et al. Prognostic indicators of open globe injuries in children. Am J Emerg Med, 2009, 27 （5）: 530-535.

[17] Rostomian K, Thach AB, Isfahani A, et al. Open globe injuries in children. J AAPOS, 1998, 2 （4）: 234-238.

[18] Hill JR, Crawford BD, Lee H, et al. Evaluation of open globe injuries of children in the last 12 years. Retina, 2006, 26 （7）: S65-S68.

[19] 翟自燕. 儿童角膜穿通伤伴外伤性白内障的治疗临床分析. 中国医学创新, 2009, 6 （14）: 54-56.

[20] 孔凡宏, 王艳玲. 儿童角巩膜穿通伤合并外伤性白内障手术治疗 53 例分析. 中国斜视与小儿眼科杂志, 2013, 4: 009.

[21] 赵新成, 杜贷雪. 外伤性前房出血. 眼外伤职业眼病杂志, 1998, 20 （2）: 159-160.

[22] 黄经河. 儿童外伤性前房出血综合治疗体会. 眼外伤职业眼病杂志, 2000, 22 （5）: 578-578.

[23] Khokhar S, Gupta S, Yogi R, et al. Epidemiology and intermediate-term outcomes of open-and closed-globe injuries in traumatic childhood cataract. Eur Ophthalmol, 2013, 24 （1）: 124-130.

[24] Reddy AK, Ray R, Yen KG. Surgical intervention for traumatic cataracts in children: Epidemiology, complications, and outcomes. J AAPOS, 2009, 13 （2）: 170-174.

[25] 王春霞, 孟兆岩, 孙彦秋, 等. 儿童外伤性白内障人工晶状体植入术的临床分析. 中国斜视与小儿眼科杂志, 2007, 15 （3）: 144-144.

[26] 雷方. 外伤性白内障人工晶状体植入手术时机的探讨. 中国实用眼科杂志, 2006, 24 （12）: 1314-1316.

[27] 邹玉平, 冯波, 林振德. 后囊膜浑浊的研究现状. 国外医学: 眼科学分册, 2001, 25 （5）: 276-284.

[28] Spirn MJ, Lynn MJ, Hubbard GB. Vitreous hemorrhage in children. Ophthalmology, 2006, 113 （5）: 848-852.

[29] Feng K, Hu Y, Wang C, et al. Risk factors, anatomical, and visual outcomes of injured eyes with proliferative vitreoretinopathy: eye injury vitrectomy study. Retina, 2013, 33 （8）: 1512-1518.

[30] Soheilian M, Ramezani A, Malihi M, et al. Clinical features and surgical outcomes of pediatric rhegmatogenous retinal detachment. Retina, 2009, 29 （4）: 545-551.

[31] Wang NK, Chen YP, Yeung L, et al. Traumatic pediatric retinal detachment following open globe injury. Ophthalmologica, 2007, 221 （4）: 255-263.

[32] Fivgas GD, Capone A Jr. Pediatric rhegmatogenous retinal detachment. Retina, 2001, 21 （2）: 101-106.

[33] 李国培, 赵刚平, 梁先军, 等. 玻璃体切除术治疗严重眼外伤. 国际眼科杂志, 2005, 5 （3）: 485-486.

[34] Eom Y, Kim SW, Ahn J, et al. Comparison of cornea endothelial cell counts after combined phacovitrectomy versus pars plana vitrectomy with fragmentation. Retina, 2013, 251 （9）: 2187-2193.

[35] Kuhn F, Morris R, Witherspoon CD, et al. Epidemiology of blinding trauma in the United States Eye Injury Registry. Ophthalmic Epidemiology, 2006, 13 （3）: 209-216.

[36] Miller JB, Yonekawa Y, Eliott D, et al. Long-term follow-up and outcomes in traumatic macular holes. Am J Ophthalmol, 2015, 160 （6）: 1255-1258, e1.

[37] Wu WC, Drenser KA, Trese MT, et al. Pediatric traumatic macular hole: results of autologous plasmin enzyme-assisted vitrectomy. Am J

Ophthalmol, 2007, 144 (5): 668-672, e2.

[38] Narang S, Gupta V, Simalandhi P, et al. Paediatric open globe injuries. Visual outcome and risk factors for endophthalmitis. Indian J Ophthalmol, 2004, 52 (1): 29.

[39] Thordsen JE, Harris L, Hubbard GB. Pediatric endophthalmitis: a 10-year consecutive series. Retina, 2008, 28 (3): S3-S7.

[40] Andreoli CM, Andreoli MT, Kloek CE, et al. Low rate of endophthalmitis in a large series of open globe injuries. Am J Ophthalmol, 2009, 147 (4): 601-608.

[41] 周昕，任兵，高晓唯，等. 玻璃体切割术治疗儿童外伤性眼内炎. 国际眼科杂志，2007, 7 (6): 1767-1768.

[42] 孙挥宇，张满红，韩英军，等. 玻璃体切除手术治疗儿童外伤性眼内炎疗效观察. 国际眼科杂志，2006, 6 (4): 911-912.

[43] 王彤，吕沛霖，陈丽红. 儿童外伤性眼内炎 50 例临床治疗分析. 国际眼科杂志，2005, 5 (2): 294-295.

[44] Yan H, Li J. An experimental study on antimicrobial activity of silicone oil in vitro.

Ophthalmologica, 2008, 222 (4): 245-248.

[45] Yan H, Lu Y, Yu J, et al. Silicone oil in the surgical treatment of traumatic endophthalmitis. Eur J Ophthalmol, 2008, 18 (5): 680.

[46] Bunting H, Stephens D, Mireskandari K. Prediction of visual outcomes after open globe injury in children: a 17-year Canadian experience. J AAPOS, 2013, 17 (1): 43-48.

[47] Cao H, Li L, Zhang M, et al. Epidemiology of pediatric ocular trauma in the Chaoshan Region, China, 2001 - 2010. PLoS One, 2013, 8 (4): e60844.

[48] Schörkhuber MM, Wackernagel W, Riedl R, et al. Ocular trauma scores in paediatric open globe injuries. Br J Ophthalmol, 2014, 98 (5): 664-668.

[49] 赵克，朱丽丽，楼定华. 眼外伤预测模型对儿童穿通性外伤性白内障视力预测. 中国实用眼科杂志，2015, 33 (4): 345-349.

[50] Unver YB, Acar N, Kapran Z, et al. Visual predictive value of the ocular trauma score in children. Br J Ophthalmol, 2008, 92 (8): 1122-1124.

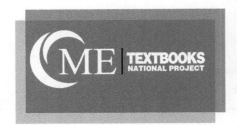

干眼的病理学新进展

杨于力
第三军医大学西南医院

第 **13** 章

干眼是眼科常见疾病之一，国外流行病学报道干眼的发病率为 7.8%～33.3%。干眼被认为是多因素疾病，与年龄、激素水平、环境因素、全身疾病、手术等存在一定相关性。由泪腺、眼球表面（角膜、结膜、睑板腺）、眼睑以及连接它们的感觉和运动神经构成的泪腺功能单位的任何障碍都有可能引起干眼。泪液高渗透性被认为是引起眼表炎症、损害和症状并在干眼中产生"补偿"事件的中心机制。

2015 年有关干眼的病理生理改变的研究主要集中于免疫分子病理、治疗病理方面。以下我们将总结 2015 年国内外有关干眼的病理生理研究的最新进展。

一、免疫分子病理

近年来，干眼的免疫分子病理研究主要集中于探索各种不同类型的干眼以及各种不同疾病引起的干眼眼表促炎性细胞因子、蛋白、酶等的表达水平与干眼的严重程度间的关系，以助于明确各种不同类型干眼的确切发病机制。Bauskar 等发现丛生蛋白簇（CLU）是一个自我平衡的蛋白，CLU 主要位于液体与组织的交界面，一旦眼表有炎性反应时 CLU 水平将降低，CLU 不仅能起到物理性封闭眼表屏障的作用，还也能保护眼表屏障细胞。Pflugfelder 等研究发现，水液缺乏型干眼患者眼表干扰素（IFN）-γ 水平升高，并且其升高水平与结膜杯状细胞丧失程度相关，这些结果提示 IFN-γ 会减少结膜杯状细胞的数量及黏蛋白的产生。Lim 等发现原发性干燥综合征患者眼表炎症严重程度与眼表白介素（IL）-21 水平相关。Niu 等发现原发性干燥综合征患者眼表 Nod 样受体蛋白 3（NLRP3）炎症小体蛋白及 mRNA 水平明显增高，并且其下游的炎性因子半胱天冬酶-1，IL-1β 和 IL-18 水平明显增高，说明 NLRP3 炎症小体参与了原发性干燥综合征眼表炎症的启动。Liu 等发现糖尿病干眼鼠模型眼表沉默信息调节因子 1（SIRT1）及氧压力水平增加。多形核白细胞（PMN）有着组织特异性的表型，可以诱发炎症，同时也可以调控淋巴细胞产生脂毒素 A4，Gao 等发现，在健康鼠的眼表脂毒素 A4 产生的组织特异性 PMN 具有性别特异性，组织特异性 PMN 在雌性中与效应性 T 细胞（Th1 和 Th17）的表达增加及调节性 T 细胞（Treg）的表达下降相关，组织特异性的 PMN 在自身免疫疾病导致的干眼的发病机制中起重要作用。Schicht 等发现干眼患者眼表 PLUNC 基因蛋白的浓度明显增加，蒸发过强型干眼 PLUNC 基因蛋白的浓度增加了 7 倍，泪液缺乏型干眼增加了 17 倍，说明 PLUNC 基因蛋白在稳定眼表泪膜及调控眼表张力方面起到重要作用。

二、治疗病理

已知泪液高渗透压以及由此所引起的眼表炎症是干眼免疫病理机制的核心因素，因此目前针对治疗干眼的药物研究主要集中于研究药物与改善干眼免疫病理机制的关系。Xiao 等研究发现，FTY720 明显改善干眼患者泪膜破裂时间及红棉线试验的结果，治疗机制是 FTY720 会明显降低泪液中 IL-1β 及泪腺前促炎性细胞因子水平，结膜中白细胞及前促炎性细胞因子水平也明显降低，同时结膜杯状细胞及上皮细胞密度明显增加。Krauss 等研究发现，GW559090 作为一种整合素拮抗剂，可以改善干眼鼠模型角膜染色情况及眼表炎症，将有望成为治疗干眼的一种新药。Kim 等在大鼠干眼模型中发现 PEP-1-FK506 可明显降低对角膜、球结膜、睑结膜上皮的损害，从分子水平上来讲可以降低眼表半胱天冬酶-3 及聚腺苷二磷酸核糖多聚酶（PARP）水平。Zheng 等发现，成纤维细胞生长因子 10 增加了眼表泪河高度和泪河面积，同时增加了眼表黏蛋白 1 的表达量，并且减轻了角膜及结膜上皮细胞的凋亡。Liu 等发现，自体血清治疗干眼患者时可显著改善泪膜破裂时间、角膜荧光素染色及孟加拉红染色情况。Anitua 等进一步研究发现，采用富含生长因子的血浆治疗干眼能更显著地提高角膜基质成纤维细胞和结膜成纤维细胞的生物学行为，降低自体血清点眼后可能引起的角膜纤维化。有研究者发现，通过减少眼表的蒸发从而改善眼表的印迹细胞学、泪膜破裂时间等。Nakamura 等发现，胎盘提取肽（JBP485）促进兔结膜上皮 MUC5ac 的表达及分泌，同时也促进 MUC1/4/16 的表达及泪液的分泌。Hua 等发现卡尼汀、丁四醇、甜菜碱是通过瞬时感受器电位 V1 型（TRPV1）通路抑制角膜上皮细胞暴露在高渗透压环境下所诱发的炎性反应，可以作为眼表高渗透压下的保护剂。Jiang 等发现，结膜下注射抗血管内皮生长因子（VEGF）药物后可改善干眼患者眼表的泪膜破裂时间及干眼的症状，增加结膜杯状细胞的密度。渗透压保护的眼液 Optive 相较于水凝胶的眼液在干眼患者使用后眼表基质金属蛋白酶（MMP）9 及 IL-6 水平明显下降，说明渗透压保护眼液对降低眼表炎性反应有明显的作用。

综上所述，2015 年对干眼的病理机制研究已经进展到对各种不同类别干眼的免疫分子病理及治疗病理方向，随着对干眼免疫机制研究地不断深入，治疗病理的研究也随之进展，相信干眼的分子靶向治疗在不久的将来就会成为现实。

参考文献

［1］Bauskar A, Mark WJ, Mauris J, et al. Clusterin seals the ocular surface barrier in mouse dry eye. PLoS One, 2015, 10 (9)：e0138958.

［2］Pflugfelder SC, De Paiva CS, Moore QL, et al. Aqueous tear deficiency increases conjunctival interferon-γ (IFN-γ) expression and goblet cell loss. IOVS, 2015, 56 (12)：7545-7550.

［3］Lim SA, Nam DH, Lee JH, et al. Association of IL-21 cytokine with severity of primary Sjogren syndrome dry eye. Cornea, 2015, 34 (3)：248-252.

［4］Niu L, Zhang S, Wu J, et al. Upregulation of NLRP3 inflammasome in the tears and ocular surface of dry eye patients. PLoS One, 2015, 10 (5)：e0126277.

［5］Liu H, Sheng M, Liu Y, et al. Expression of SIRT1 and oxidative stress in diabetic dry eye. Int J Clin Exp Pathol, 2015, 8 (6)：7644-7653.

［6］Gao Y, Min K, Zhang Y, et al. Female-specific downregulation of tissue polymorphonuclear neutrophils drives impaired regulatory T cell and amplified effector T cell responses in autoimmune dry eye disease. J Imminol, 2015, 195 (7)：3086-3099.

［7］Schicht M, Rausch F, Beron M, et al. Palate lung nasal clone (PLUNC), a novel protein of the tear film: three-dimensional structure, immune activation, and involvement in dry eye disease (DED). IOVS, 2015, 56 (12): 7312-7323.

[8] Xiao W, Xu GT, Zhang J, et al. FTY720 ameliorates dry eye disease in NOD mice: Involvement of leukocytes inhibition and goblet cells regeneration in ocular surface tissue. Exp Eye Res, 2015, 138: 145-152.

[9] Krauss AH, Corrales RM, Pelegrino FS, et al. Improvement of outcome measures of dry eye by a novel integrin antagonist in the murine desiccating stress model. IOVS, 2015, 56 (10): 5888-5895.

[10] Kim DW, Lee SH, Ku SK, et al. The effects of PEP-1-FK506BP on dry eye disease in a rat model. BMP Rep, 2014, 48 (3): 153-158.

[11] Zheng W, Ma M, Du E, et al. Therapeutic efficacy of fibroblast growth factor 10 in a rabbit model of dry eye. Mol Med Rep, 2015, 12 (5): 7344-7350.

[12] Liu Y, Hirayama M, Cui X, et al. Effectiveness of autologous serum eye drops combined with punctal plugs for the treatment of sjogren syndrome-related dry eye. Cornea, 2015, 34 (10): 1214-1220.

[13] Anitua E, Fuente MDL, Muruzabal F, et al. Plasma rich in growth factors (PRGF) eye drops stimulates scarless regeneration copared to autologous serum in the ocular surface stromal fibroblasts. Exp Eye Res, 2015, 135: 118-126.

[14] Galbisestrada C, Pinazoduran-Durán MD, Martinez-Castillo S, et al. A metabolomics approach to dry eye disorders. The role of oral supplements with antioxidants and omega 3 fatty acids. Mol Vis, 2015, 21: 555-567.

[15] Nakamura T, Hata Y, Nagata M, et al. JBP485 promotes tear and mucin secretion in ocular surface epithelia. Sci Rep, 2015, 5: 10248.

[16] Hua X, Su, Z Deng R, et al. Effects of L-carnitine, erythritol and betaine on pro-inflammatory markers in primary human corneal epithelial cells exposed to hyperosmotic stress. Current Eye Research, 2014, 40 (7): 657-667.

[17] Jiang X, Lv H, Qiu W, et al. Efficiency and safety of subconjunctival injection of anti-VEGF agent-bevacizumab-in treating dry eye. Drug Des Devel Ther, 2014, 9: 3043-3050.

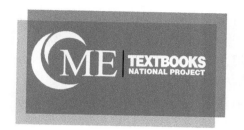

上皮内瘤变的概念

李永平　刘萍萍
中山大学中山眼科中心眼科医院

第 **14** 章

多年以来，绝大多数的临床眼科医生，包括眼肿瘤专科医生，对肿瘤概念的认识仍停留在简单的认知水平上，即肿瘤不是良性就是恶性，当碰到病理诊断报告为"增生活跃，不排除恶变可能"或"重度异型增生，癌变趋势或癌疑"等报告时，对临床的诊治及治疗方案的制定没有帮助，诊断的模糊化及不确定性，让临床医生无所适从。如何正确理解"癌前病变""早期癌"或"初发癌"，是当前病理和临床较为关注的问题。理清病理与临床间对此问题的纠缠，有助于临床医生在得到病理报告的诊断后能自信、及时地制订明确的治疗方案，无论是临床医生还是病理医生，均有必要掌握上皮内瘤变（IN）的概念，指导临床进行正确的治疗。

一、上皮内瘤变的概念

20 世纪 60 年代，Richard 首先提出"上皮内瘤变"的概念，这一命名最先用于子宫颈黏膜鳞状上皮的癌前病变。上皮内瘤变更准确表达了癌前病变的本质是上皮内的肿瘤形成，是浸润前的上皮内肿瘤，包涵了肿瘤形成的"过程"这样一概念，故称为"瘤变"。上皮内瘤变也称为上皮内瘤、上皮内癌。IN 指被覆于器官表面或腔面的上皮组织上皮层内部分区域的结构和细胞形态发生了异型增生性变化、遗传学上发生了基因肿瘤克隆性的改变、生物学上显示有侵袭能力并具有发展为浸润性癌特征的恶性肿瘤性病变，即浸润前癌。高级别的上皮异型增生为最早期的镜下可见形式，过去多年将异型增生作为癌前病变这一描述已不准确。

上皮内瘤变着重强调以下几点。①病变界定为肿瘤性病变，这是根本，与反应性或再生性改变所致的上皮异常增生性病变不同。②初期肿瘤形成的过程，即上皮恶性肿瘤浸润前的肿瘤性病变，癌变的过程，同一个体同一病变区不同的点可能表现出来的病变程度完全不同，一些正常，一些仅是基底细胞增生，另一些增生细胞达全层致结构紊乱，出现细胞异型性。与传统的不典型增生或异型增生不同，后者可以是肿瘤性的，也可以是反应性增生性的变化。③IN 覆盖的范围较宽，高级别病变者不仅包括传统的重度不典型增生和原位癌和（或）黏膜内癌，在一些器官如消化道的结肠癌和直肠癌，还包括那些上皮下固有膜内形态学上难以判断或肯定的早期浸润性癌（固有层），但肿瘤缺乏浸润并穿透黏膜肌层达黏膜下层的癌，对于结、直肠，只有发生在肠上皮的恶性上皮性肿瘤，癌细胞浸润超过黏膜肌层达黏膜下层时才能做出结、直肠癌的诊断，否则仍归为高级别上皮内瘤变。④处于上皮内瘤变的细胞，一些为癌变的始动细胞，一些为正在癌变或正走在癌变路上的细胞，大部分细胞尚刚激活增生信号，尚没有达到癌的程度，这些细胞在此阶段仍处于生癌的可逆阶段，一旦生癌的始动因素能够及时终止或消除，这些细胞会自动清除或返回到正常状态，即发生肿瘤退变，发生完全退变的概率远高于恶性肿瘤。如结膜的上皮内瘤变，早期发现及时进行局部的药物治疗，病变在短期内可以完全消退。

上皮内瘤变这一术语提出后，一直在妇科病理学领域应用，直到 20 世纪 90 年代才受到病理学家的高度关注，在 2000 年出版的《WHO 肿瘤组织学分类》中，明确采用"上皮内瘤变"这一专业术语命名的除了宫颈外，还有阴道、胃、肠、泌尿道、前列腺、乳腺等，后扩展到子宫内膜等。尽管《WHO 肿瘤组织学分类》中有关眼科章节部分尚没有采用这一概念，但根据这一趋势，"上皮内瘤变"有可能取代"异型增生"一词用于所有器官。即便对这一概念仍存在分歧，一些仍未完全使用上皮内瘤变的诊断也将"上皮内瘤变"和"异型增生"看成是同义词或同时使用。

二、上皮内瘤变的病理分级

从上皮内瘤变的提出到现在将近半个世纪过去，虽然有关上皮内瘤变的分级没有完全达成共识，但其意见越来越趋向一致。基于不同器官发生的不同上皮性肿瘤，目前的病理分级有二级分类法和三级分类法两种。

三级分类法为 Richard 提出的，首先用于子宫颈上皮内瘤变的分级。Ⅰ 级子宫颈上皮内瘤变即轻度不典型增生。上皮下 1/3 层细胞核增大，核质比例略增大，核染色稍加深，核分裂象少，细胞极性保存。Ⅱ 级子宫颈上皮内瘤变即中度不典型增生。上皮下 1/3 ~ 2/3 层细胞核明显增大，核质比例增大，核深染，核分裂象较多，细胞数量明显增多，细胞极性尚存。Ⅲ 级宫颈上皮内瘤变即重度不典型增生和原位癌。病变细胞几乎或全部占据上皮全层，细胞核异常增大，核质比例显著增大，核形不规则，染色较深，核分裂象增多，细胞拥挤，排列紊乱，无极性。

针对上述的三级分类，在实施过程仍有不少的医生包括病理医生和临床医生在内还是主张将 Ⅲ 级上皮内瘤变和原位癌区分开来，即 Ⅲ 级上皮内瘤变指异型上皮大于 2/3，但没有波及全层者称为上皮内瘤变 Ⅲ 级，波及全层则为原位癌。针对病理医生而言，病理报道不显示原位癌这一名称，似乎难以反映病变的性质和程度，而临床医生在病理报道中如没有见到癌字样的描述，绝不会想到癌症，治疗时就存在漏诊、漏治的可能。解决这个问题的具体操作，一些病理医生在报道诊断上皮内瘤变 Ⅲ 级时，加上括号，括号内写上原位癌。

随访资料证实示末达到全层的上皮内瘤变 Ⅲ 级，即病变仅波及上皮 2/3 和达到全层的原位癌发展为浸润性癌的概率无显著差异，说明形态学的微小不同并不影响其恶性生物行为。更何况这些形态上的微小差异常受到病理医生主观判断和经验的影响。另外，活检时取材位点、组织较小制作组织片时包埋方向也会影响观察结果，过分强调这些不具有明显生物学行为意义的形态差异并无实际的临床价值。目前越来越多的病理和临床医生接受了上皮内瘤变 Ⅲ 级和原位癌是同义词，对两者治疗原则也是一样的。

IN 的二级分级法以美国国立癌症研究所 Bethesda 系统分类法为代表，将宫颈癌鳞状上皮的癌前病变分为二级，以病变是否超过上皮层的 1/2 为界，分为低级别上皮内瘤变和高级别上皮内瘤变。其中低级别上皮内瘤变主要为病毒感染所引起的上皮改变，其进展为浸润性癌的概率非常低；高级别上皮内瘤变，则具有瘤变性质。低级别上皮内瘤变基本等同于过去所指的轻至中度非典型增生，高级别上皮内瘤变则相当于重度非典型增生或异型增生，即原位癌。很显然上皮内瘤变的二级分类法较三级分类法更直接、简单、适用和容易掌握。

三、眼表上皮内瘤变

什么是眼表上皮内瘤变？将上述概念平移过来，眼表上皮内瘤变指眼球表面的结膜、角膜缘和（或）角膜的上皮组织上皮层内部分区域的结构和细胞形态发生了异型增生性变化、遗传学上发生了基因肿瘤克隆性的改变、生物学上显示有侵袭能力并具有发展为浸润性癌为特征的恶性肿瘤性病变，即浸润前癌。目前，针对这个问题的误区见以下几个方面。

1. 原位癌等同于上皮内瘤变吗 相当多的相关文献，都是将原来诊断的结膜原位癌或鲍温氏病，原封不动地换为了上皮内瘤变，一篇文献题目是上皮内瘤变，讲的均是原位癌，将上皮内瘤等同于原位癌的非常普遍。1978 年，Jakobiec 根据妇科病理学上的专术语宫颈上皮内瘤变（cervical intraepithelial neoplasia）概念，最先提出结膜上皮内瘤变（conjunctival intraepithelial neoplasia）这一专业术语。将发生在结膜的原位癌、无论轻重均称为上皮内瘤变，并指出上皮内瘤变、原位癌和鲍温氏病是同种病变，可以替换使用，同时强调只有当上皮内瘤变突破上皮下基底膜时，才能诊断为鳞状细胞癌。他们所指的上皮内瘤变并没有包括其他尚没有达到原位癌的异型增生或不典型增生。Waring 等将这一概念延伸到角膜。此后有学者还将此概念扩展到侵袭性病变（invasive neoplasia）。

2. 上皮内瘤变等于鲍温氏病吗 1942 年，McGavic 将 5 例结膜上皮原位癌与发生在皮肤的鲍温氏病进行组织学对比分析，发现其某些病理变化酷似皮肤上的鲍温病：上皮细胞变化不一，细胞混乱，大的不典型表皮样细胞具有畸形的核和空泡化的胞质，病变没有突破基底膜，这些病变在德国的一些早年文献中也有描述，建议取名为上皮内上皮瘤（intraepithelial epithelioma）（即鲍温病）和鲍温样上皮瘤（Bowenoid epithelioma）。很显然他们对该病的命名也存在顾虑，缺乏自信心。以后一些专业的眼科临床、病理书籍和研究文章将鲍温病等同于原位癌共同使用。同样鲍温病强调的仍是原位癌。

3. 眼表鳞状细胞肿瘤能等同上皮内瘤变吗 Lee 等认为用眼表鳞状细胞肿瘤（OSSN）这一专业术语要较眼表上皮异型增生更为恰当、专业。眼表包括结膜、角膜缘和角膜，鳞状细胞指除外了其他上皮内细胞，如单纯的基底细胞、黑色素细胞产生的基底细胞癌和黑色素细胞产生的异型增生和恶性病变等。鳞状细胞肿瘤包括异型增生、原位癌和侵袭性鳞状细胞癌。不过 Lee 仍认为异型增生、原位癌和侵袭性癌仍属于各自独立的病理实体。

4. 上皮内瘤变概念的扩大化 目前而言，上皮内瘤变并不包括侵袭性病变。假如将侵袭性病变纳入其内，则得先说明侵袭到什么程度是上皮内瘤变的范畴，什么程度是鳞状细胞癌。如果这样，将其称为眼表鳞状细胞肿瘤更佳。

四、上皮内瘤变的意义

上皮内瘤变的诊断无论从专业上还是社会、心理层面均较原位癌和黏膜内癌的诊断更容易接受，主要因为以下几点。①对病理医生来说，有时鉴别异型增生、原位癌和早期浸润癌非常困难，如给出高级别上皮内瘤变的诊断，不仅节省了时间，更放下了心理负担，毕竟作出癌症诊断对医生来说不是一件高兴的事，似乎是给患者判了死刑一样。②对治疗医生来说，避免诱发过度治疗，针对癌，治疗的原则是尽可能切干净，并辅以化疗，而针对上皮内瘤变我们可以随访观察，静观其变，适时、精准地局部用药治疗，这更符合当下的精准医疗。③对患者来说，给够了充足的缓冲时间，让患者心理上也能接受和坦然面对。④对家属及亲朋好友也有个适应过程，有利于家庭和社会的稳定。⑤从正常组织开始增生、到不典型增生，达癌变，再经癌变发展成恶性肿瘤，绝大部分需经过较长的时间，故肿瘤的形成如冰冻三尺非一日之寒，从这点来说对癌症的预防其收效远大于治疗。故上皮内瘤变的提出，不仅符合病变科学的演变和发展，更有利于患者的治疗和社会的稳定，对个人、对家庭和社会均有积极的一面。

参考文献

［ 1 ］ Shinmizu M, Nagata K, Yamaguchi, et al. Squamous intraepithelial neoplasia of the esophagus：past, present, and future. J Gastroenterol, 2009, 44（2）：103-112.

［ 2 ］ Gentile CM, Burchakchi AI, Oscar CJ. In vivo confocal microscopy study of ocular surface neoplasia manifesting after radial keratotomy and laser in situ keratomileusis. Cornea, 2009, 28（3）：357-359.

［ 3 ］ Morishige N, Teranishi S, Kondo T, et al. Abnormal cytokeratin expression in low-grade conjunctival intraepithelial neoplasia. Clini Exp Ophthalmol, 2010, 38（9）：899-902.

［ 4 ］ Alomar T, Nubile M, Lowe J, et al. Corneal intraepithelial neoplasia：in vivo confocal microscopic study with histopathologic correlation. Am J Ophthalmol, 2011, 151（2）：238-247.

［ 5 ］ Kathryn D, Nelson OD, McSoley JJ. Clinical findings and management of conjunctival intraepithelial neoplasia. Optometry, 2011, 82（1）：15-21.

［ 6 ］ Hamam R, Bhat P, Foster CS. Conjunctival/corneal intraepithelial neoplasia. Int Ophthalmol Clin, 2009, 49（1）：63-70.

［ 7 ］ Carreira H, Coutinho F, Carriho C, et al. HIV and HPV infections and ocular surface squamous neoplasia：systematic review and meta-analysis. Br J Cancer, 2013, 109（7）：1981-1988.

［ 8 ］ Dudney BW, Malecha. Limbal stem cell deficiency following topical mitomycin C treatment of conjunctival-corneal intraepithelial neoplasia. Am J Ophthalmol, 2004, 137（5）：950-951.

［ 9 ］ Al-Barrag A, Al-Shaer M. Al-Matary N, et al. 5-Fluorouracil for the treatment of intraepithelial neoplasia and squamoous cell carcinoma of the conjunctiva, and cornea. Clin Ophthalmol, 2010, 4：801-808.

［ 10 ］ de la Cruz Aguiló RI, Duch-Samper A, Hernández Pérez D, et al. Conjunctival intraepithelial neoplasia. Interferon as a rescue therapy after failure of mitomycin C. Arch Soc Esp Opthalmol, 2014, 89（11）：463-465.

［ 11 ］ Zarei-Ghanavati S, Alizadeh R, Deng SX. Topical interferon Alpha-2b for treatment of noninvasive ocular surface squamous neoplasia with 360 limbal involvement. J Ophthalmic Vis Res, 2014, 9（4）：423-426.

［ 12 ］ Gichuhi S, Sagoo MS, Weiss HA, et al. Epidemiology of ocular surface squamous neoplasia in Afric. Tro Med In Health, 2013, 18（12）：1424-1443.

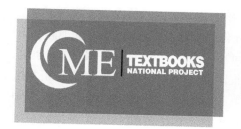

视网膜母细胞瘤和视网膜细胞瘤的病理新进展

第 15 章

刘 玥

郑州大学第一附属医院

一、视网膜细胞瘤临床病理研究进展

视网膜细胞瘤（retinocytoma，RC）由 Gallie 在 1982 年首次提出，因为该肿瘤是属于视网膜的良性肿瘤，Gallie 将它称之为视网膜瘤（retinoma）。1983 年 Margo 总结了 30 余例 RC 的临床和病理特点，认为它是一种视网膜母细胞瘤（RB）的良性改变，总结出 RC 的临床表现是：向玻璃体腔生长的均质半透明灰色肿物，干奶酪样钙化，色素上皮增生和迁移。病理特点主要有：大小均匀一致，细胞质丰富，嗜酸性，低倍镜下细胞颜色淡染，形态为圆形、梭形，浆细胞样、双极细胞样，常见排列成花饰样结构。据报道 RC 只占 RB 的 6.0%~20.4%，因而关于 RC 的基础和临床研究很少。基于 1971 年 Knudson 提出的二次打击假说，观察到 5 岁后 RB 的发生率骤减后，Gallie 推测：致癌因素如果发生在不成熟的成视网膜细胞，就导致 RB；如果突变发生于相对已经分化的细胞，但这种细胞又未达到最终分化，就会导致异常增生，比如 RC；如果突变发生于最终分化细胞时，突变细胞会被清除，不会产生增生。这个假说能够较好地解释 RC 的临床现象，在这种假说中，RB 和 RC 均起自相同的基因突变，不同点在于突变的时间，即突变发生于视网膜不同的胚胎发育时期。但与该解释矛盾的是临床上经常看到 RC 和 RB 共同存在，RC 往往位于 RB 的基底部，最为重要的是已有报道发现 RC 在一定阶段可以恶变为 RB。因此，也有学者认为 *RB1* 基因发生某些未知突变，导致一类有部分功能的蛋白质的产生，从而导致 RC 的发生。Dimaras 首次从分子角度对 RC 的发生机制进行了研究，发现 RC 同 RB 一样，具有两个 *RB1* 等位基因的改变，故认为 *RB1* 缺失能使得视网膜细胞产生基因不稳定，但不足以诱发 RB。其他细胞周期相关因子的变化以及癌基因和抑癌基因的改变引起基因组不稳定，导致 RC 向 RB 发展。

针对 RB 标本中 RC 区域（RCR）的研究发现，RCR 的出现率为 6.79%，与国外统计的出现率相似。RB 的病理类型有 HW 花环（Homer-Wrightrosette rosette）、FW 花环（Flexner-Winterstein rosette）、未分化型以及 RC。RC 是良性肿瘤，HW 和 FW 菊花团是高分化类型，而未分化型是恶性程度相对较高的低分化肿瘤。通过对包括 RC 在内的 RB 不同病理类型中高危病理特征的对比研究发现，在具有 RC 特点的 RB 患者中只有 6.25% 表现为突破筛板，与高分化 RB 患者高危病理出现率近似，且优于中等分化组。同时也发现 RC 最常见的部位是视乳头前，其次是 RB 基底部与残留视网膜毗邻区域，这些都支持 RC 是 RB 的良性改变，分化类型优于 FW 花环的观点。出现 RC 的患儿平均年龄为 29.38 个月，大于中等分化及高分化组。虽然有报道称 RC 可以在患者眼内维持稳定 10 年以上，但是结合我们的研究结果带有 RC 区域的 RB 平均年龄为 2~3 岁，可以推测多数

RC 恶性转化前的稳定期应低于 2~3 年。总之，对比含有 RC 和含有 FW 花环的患者发现两者存在以下明显的不同：①平均发病年龄不同，RC 为 29 个月，高分化患者为 14 个月；②位置不同，RC 大多位于视乳头前，而 FW 花环可见于玻璃体或视网膜的任何部位；③两者代表着 RB 的高分化，但在同一标本中同时出现很少。因此可以认为两者可能代表了 RB 不同的两个亚型。肿瘤是正常组织的异常去分化，对于 RB 有学者认为它起源于视锥前体细胞，支持这一结论的还有 RB 肿瘤干细胞的发现，因此，认定 RB 起源的重要性是不言而喻的，正如有专家指出的这不仅"涉及肿瘤起源的根本理论问题，更关系到肿瘤治疗战略位点的决策"。

二、RC 与自噬的关系

（一）自噬在肿瘤中的作用

自噬是细胞移除有害蛋白、维持细胞器正常功能的一种调节机制。近年研究发现自噬参与多种正常和病理条件下的细胞功能调控，关于自噬的研究成为包括老年性疾病、组织器官发育及肿瘤领域的热点。这些研究发现，自噬有着复杂的调控模式，尤其是在肿瘤组织内，它既可以抑制肿瘤的发生，也可以促进肿瘤的生存。

现在已经发现多种原癌基因，如 *PI3K/AKT*、*Bcl2* 和 *RAS* 等，同时也可抑制自噬的发生，许多抑癌基因如 *p27*、*PTEN*、*p53*、*ARF* 和 *Beclin1* 等可以促进自噬的发生。这些基因对组织恶性转化和自噬的双向作用，被看作是自噬抑制肿瘤发生的间接证据。Beclin 可以通过形成 Beclin 1-Vps34-Vps15 复合体诱导自噬，实验发现在很多乳腺癌和宫颈癌患者组织内都发现有 *Beclin1* 单拷贝的缺失。而 *Beclin1* 基因敲除鼠也易发多种恶性肿瘤同时伴有自噬功能的下降。2011 年 Inami 等也发现条件性敲除肝的 *Atg7* 基因导致肝出现良性肿瘤，这一发现也提示单纯自噬功能的下降还不足以完全诱导恶性肿瘤的发生。此外，组织细胞损伤时自噬下降可导致 p62 和受损的细胞器累积，产生各种细胞因子及巨噬细胞浸润诱导新生血管形成，组织产生慢性炎症，而长期慢性炎性刺激是组织发生恶变的常见原因。

在肿瘤生长过程中，尤其是当肿瘤内还没有形成足够的血管为其扩增提供营养时，肿瘤细胞可以通过自噬来克服营养缺乏和低氧环境得以生存。此外，自噬可以清除电离辐射时受损的大分子或细胞器（如线粒体），保护肿瘤细胞免受电离辐射的作用，逃避凋亡从而存活下来。自噬对肿瘤的治疗也有重要意义。肿瘤预后不佳的重要因素是肿瘤细胞对放射治疗、化疗的耐受。在人淋巴瘤细胞中，自噬抑制剂氯喹可增强肿瘤细胞对凋亡诱导剂的敏感性，提示可以考虑自噬抑制剂与凋亡诱导剂合用治疗肿瘤；另外已有研究证实通过抑制自噬可以增强氟尿嘧啶诱导的细胞凋亡。因此，寻找并靶向于自噬分子机制的抗肿瘤药物对于肿瘤的分子治疗具有重要的意义。

（二）RC 与自噬的关系

我们仔细分析可以发现 RC 与自噬存在很大程度的相似性：RC 是一种良性病变，但表现为对肿瘤治疗的抗性。同样，自噬高表达不仅可以阻止正常组织恶变，还有利于肿瘤生存，增加肿瘤对治疗的抗性。

研究通过对比同一标本上的 RB 和 RC 区域发现 RC 区域的细胞自噬标志蛋白 LC3B 强阳性，而相邻的 RB 区域表现为阴性。电子显微镜检查也在 RC 区域细胞胞质内发现大量自噬泡证实 RC 细胞普遍存在自噬现象。进一步对比发现其他高分化类型如 FW 和 HW 花环细胞内也未见自噬现象。

自噬在 RC 中的高表达提示自噬在一定程度上阻碍了 RC 的恶变，但具体机制还不清楚，多种蛋白和多种调节机制都可能参与其中。这也可能是 RB 发生过程中病理类型和临床表现复杂多变的原因，但自噬的下降可能是所有改变的基础。我们也注意到临床上有一些现象无法解释。例如一方面 RC 自发消退的报道很少，另一方面 RB 中存在 RC 病灶的病例并不十分罕见，发生率为 6.0%~20.4%。再者，化疗可以杀灭 RB 细胞，但对 RC 的作用却不明显，这提示 RC 细胞对化疗有更强的抵抗性，也就是说 RC 可能是部分患者化疗失败的原因。基于此，我们将 RC 中自噬作用的上调看作一把双刃剑，既阻碍了 RC 的恶变，使 RC 细胞环境适应性更强，又反过来增加了 RC 恶变的概率。研究证实，在一定条件下自噬和凋亡可以相互转换。我们认为诱导自噬的 RC 细胞向凋亡方向转化可能是一条理想的治疗方向。

Jiang 等发现把 *RB1* 基因导入 *RB1* 缺失的人类肿瘤细胞株诱导出了 E2F 依赖的细胞自噬。而 Ciavarra 报道在肌细胞分化过程中抑制 *RB1* 基因诱导了自噬的产生。虽然我们的研究不能完全证明 *RB1* 与自噬的关系，但是考虑到 RC 和 RB 有相同的 *RB1* 失活和突变方式，我们更倾向于支持 Ciavarra 的结果，即 *RB1* 失活使细胞更易发生自噬。

（三）RB 与 RC 的分子病理学区别

1. RB 与 RC 自噬相关蛋白表达的差异　Beclin 可以通过形成 Beclin 1-Vps34-Vps15 复合体诱导自噬。研究发现，61.9% 的样本中 Beclin 在 RC 细胞内高表达，与相邻 RB 表达存在差异。这与我们的研究结果相似，与上皮性卵巢癌、肺癌以及黑色素瘤中的研究类似。

PTEN 可通过抑制 PI3K 诱导自噬，研究发现，PTEN 与 Beclin 在 RC 的表达具有互补性，即在 Beclin 阴性的 RC 细胞内 PTEN 阳性，而 PTEN 阴性的 RC 细胞内 Beclin 阳性，这提示 Beclin 和 PTEN 可能存在互补调节的作用。

p27 相对于 Beclin 和 PTEN 在 RC 和 RB 区域表达的差异性更为明显，在所有 RC 细胞内高表达，而在 RB 细胞内阴性。p27 功能与其亚细胞定位密切相关。研究证实，p27 蛋白分子 198Thr 的磷酸化可以使其更为稳定，避免泛素介导的蛋白分解，但同时也可将 p27 定位到细胞质内，而细胞质内 p27 的聚集可以诱导静止的细胞发生自噬，避免细胞死亡。

2. $p16^{INK4a}$ 在 RB 与 RC 中的差异表达　随着研究地深入，越来越多的证据表明单一 RB 蛋白的改变不足以导致 RB 的发生。通常认为 $p16^{INK4}$ 主要参与 CDK4/CDK6 对 pRB 的调控，CDK4-CDK6/cyclinD 可促进 pRB 蛋白的磷酸化，磷酸化的 pRB 无法与 E2F 结合失去对 G2/M 期的阻滞作用，而 $p16^{INK4a}$ 可与 CDK4-CDK6/cyclinD 结合，抑制其激酶活性，而诱导 G2 期停滞。

近 50% 的人类肿瘤中发现 $p16^{INK4a}$ 的失活，具体的机制包括纯合性、杂合性缺失，点突变和启动子甲基化。在很多肿瘤 $p16^{INK4a}$ 失活被认为是肿瘤发生的早期和关键事件，例如食管癌、子宫内膜癌等的癌前病变发现有 $p16^{INK4a}$ 的失活，在一些家族性黑色素细胞瘤中也发现精细胞的 $p16^{INK4a}$ 存在点突变，存在 $p16^{INK4a}$ 突变的人更容易患上急性淋巴细胞性白血病，这些都提示 $p16^{INK4a}$ 的失活是部分癌症发生的始动因素。但奇怪的是在一些高度恶性肿瘤中可以看到 $p16^{INK4a}$ 的高度表达。已经有研究证明在宫颈癌和一些头颈部及肛周的恶性肿瘤中，它可以作为恶性改变的阳性指标，同时发现这些恶性肿瘤中 $p16^{INK4a}$ 的高表达和人乳头瘤病毒（HPV）密切相关。目前认为 HPV 的癌蛋白成分 E6 和 E7 可以结合 RB 蛋白，导致 RB 失活，RB 的失活反馈性地引起 $p16^{INK4a}$ 的高表达，因此也可以说 $p16^{INK4a}$ 的高表达是 HPV 导致的 pRB 细胞周期调控失衡的结果。研究人员发现，$p16^{INK4a}$ 在这些肿瘤中的高表达不仅仅是区分良、恶性肿瘤的指标，还提示这些肿瘤对放射治疗敏感，是影响患者预后的关键因素。另外在一些与 HPV 无关的癌前病变中也可见到 $p16^{INK4a}$ 的阳性表达，典型的如在痣和神经纤维瘤中可见到 $p16^{INK4a}$ 的高表达，但在相对应的恶性肿瘤中 $p16^{INK4a}$ 却是阴性。同时在这些肿瘤里还常常有 *Ras* 和 *BRAFv*600*E* 的点突变，研究认为，*Ras* 和 *BRAFv*600*E* 的改变刺激了 *p16*^{INK4a} 的表达，使得细胞周期静止，在这些良性病变中可以看到衰老相关的酸性 β 半乳糖苷酶活性的增加。

综上所述，*p16*^{INK4a} 在肿瘤内的表达可以分成三种形式。①在遗传细胞或正常体细胞内 *p16*^{INK4a} 基因突变、缺失或启动子甲基化导致罹癌风险增加。②在癌前良性肿瘤内增加，诱导增生细胞发生细胞衰老，避免细胞无限增生发挥抑癌作用。③在高度恶性肿瘤内高表达提示 pRB 蛋白的下降和肿瘤对放射治疗敏感。可见，*p16*^{INK4a} 在肿瘤内有着重要的诊断、治疗和预后判断作用。

国内最新研究发现，RB 内 *p16*^{INK4a} 在低分化区域高表达，高分化的 FW 和 HW 花环内低表达，良性的 RC 区域内阴性。同时研究证明 RB 和 RC 区域内有相同的 *RB1* 基因的改变，因此 RB 未分化区 *p16*^{INK4a} 的高表达不是 pRB 蛋白低表达的反馈调节。研究还发现，RB 内 *p16*^{INK4a} 高表达的区域是细胞质而非发挥抑癌作用的细胞核，提示细胞质内 p16^{INK4a} 有特殊的功能。已有报道诸如 α-β-γ 肌动蛋白，α-β 微管蛋白，CDK4/CDK6 以及 AE1 等蛋白可与 p16^{INK4a} 相互作用、结合并形成稳定的复合物阻碍其向细胞核内转移。另外最近报道，抑制与 p16^{INK4a} 结合蛋白 AE1 使得细胞质内 p16^{INK4a} 减少或者 *p16*^{INK4a} 基因的去甲基化使得胞核内 p16^{INK4a} 增加都可以介导细胞衰老，限制细胞的生长。因此，在 p16^{INK4a} 高表达的恶性肿瘤内可能存在另外一种促进肿瘤生长的机制。我们认为细胞质内 p16^{INK4a} 的聚集是恶性肿瘤发生发展的关键步骤，它促进了 RB 的发生而非抑制 RB 的生长。*p16*^{INK4a} 也可能是 RB 治疗的一个有效的标靶。cyclinD1 可与 p16^{INK4a} 竞争结合 CDK4/CDK6，但我们的研究证实，RC 和 RB 内 cyclinD1 都是阴性，一定程度上说明 *p16*^{INK4a} 在 RC 和 RB 中的差异表达与传统的竞争结合观点无关。

通常认为胞质内 p16^{INK4a} 的增加是 RB 蛋白下降导致的负反馈调节的结果。在 RC 和 RB 中可能不完全如此，毕竟已有研究证实 RC 和 RB 有相同的 *RB1* 等位基因的改变。如果是单纯的负反馈调节，为什么 p16^{INK4a} 不首先出现在 RC 内？考虑到 p16^{INK4a} 和 LC3B 有着完全相反的表达方式，我们猜测细胞质内的 p16^{INK4a} 可能发挥着对自噬负调节的作用，这方面值得我们进一步研究。

参考文献

[1] Dimaras H, Khetan V, Halliday W, et al. Loss of RB1 induces non-proliferative retinoma: increasing genomic instability correlates with progression to retinoblastoma. Hum Mol Genet, 2008, 17 (10): 1363-1372.

[2] Eagle RC Jr. High-risk features and tumor differentiation in retinoblastoma: a retrospective histopathologic study. Arch Pathol Lab Med, 2009, 133 (8): 1203-1209.

[3] Singh AD, Santos CM, Shields CL, et al. Observations on 17 patients with retinocytoma. Arch Ophthalmol, 2000, 118 (2): 199-205.

[4] Xu XL, Fang Y, Lee TC, et al. Retinoblastoma has properties of a cone precursor tumor and depends upon cone-specific MDM2 signaling. Cell, 2009, 137 (6): 1018-1031.

[5] 李永平, 冯官光, 易玉珍. 国内视网膜母细胞瘤的研究现状及展望. 中华眼科杂志, 2004, 40 (4): 217-219.

[6] MacCarthy A, Draper GJ, Steliarova-Foucher E, et al. Retinoblastoma incidence and survival in European children (1978-1997). Report from the automated childhood cancer information system project. Eur J Cancer, 2006, 42 (13): 2092-2102.

[7] Sinha S, Levine B. The autophagy effector Beclin 1: a novel BH3-only protein. Oncogene, 2008, 27 (Suppl 1): S137-S148.

[8] Balaburski GM, Hontz RD, Murphy ME. p53 and ARF: unexpected players in autophagy. Trends Cell Biol, 2010, 20 (6): 363-369.

[9] Wirawan E, Lippens S, Vanden Berghe T, et al. Beclin1: a role in membrane dynamics and beyond. Autophagy, 2012, 8 (1): 6-17.

［10］ Inami Y, Waguri S, Sakamoto A, et al. Persistent activation of Nrf2 through p62 in hepatocellular carcinoma cells. J Cell Biol, 2011, 193（2）: 275-284.

［11］ Deretic V. Autophagy in immunity and cell-autonomous defense against intracellular microbes. Immunol Rev, 2011, 240（1）: 92-104.

［12］ Levine B, Sinha S, Kroemer G. Bcl-2 family members: dual regulators of apoptosis and autophagy. Autophagy, 2008, 4（5）: 600-606.

［13］ Ciavarra G, Zacksenhaus E. Multiple pathways counteract cell death induced by RB1 loss: Implications for cancer. Cell Cycle, 2011, 10（10）: 1533-1539.

［14］ Jiang H, Martin V, Gomez-Manzano C, et al. The RB-E2F1 pathway regulates autophagy. Cancer Research, 2010, 70（20）: 7882-7893.

［15］ Abouzeid H, Schorderet DF, Balmer A, et al. Germline mutations in retinoma patients: relevance to low-penetrance and low-expressivity molecular basis. Mol Vis, 2009, 15: 771-777.

［16］ Kang R, Zeh HJ, Lotze MT, et al. The Beclin 1 network regulates autophagy and apoptosis. Cell Death Differ, 2011, 18（4）: 571-580.

［17］ Kannengiesser C, Brookes S, del Arroyo AG, et al. Functional, structural, and genetic evaluation of 20 CDKN2A germ line mutations identified in melanoma-prone families or patients. Hum Mutat, 2009, 30（4）: 564-574.

［18］ Serrano C, Simonetti S, Hernandez J, et al. BRAF V600E mutations in benign and malignantperipheral nerve sheath tumors. J Clin Oncol, 2010, 28（15）: 10043.

［19］ Liu Y, Zhong X, Wan S, et al. p16 INK4a expression in retinoblastoma: a marker of differentiation grade. Diagn Pathol, 2014, 9（1）: 180.

［20］ Liu Y, Wan ST, Zhang P, et al. Expression levels of autophagy related proteins and their prognostic significance in retinocytoma and retinoblastoma. Int J Ophthalmol, 2014, 7（4）: 594-601.

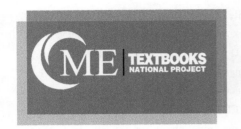

眼眶淋巴瘤新进展

第 **16** 章

赵桂秋　王　谦
青岛大学附属医院

淋巴瘤起源于淋巴结或结外淋巴组织的恶性肿瘤，是成人恶性肿瘤中的常见类型。淋巴瘤通常以实体瘤形式生长，以无痛性、进行性淋巴结肿大为特征，可伴发热、消瘦、盗汗等全身症状，临床表现可因受累部位不同而呈现多样性。在眼部，正常的淋巴细胞存在于结膜基质中，分散在泪腺的腺泡之间，正常的淋巴细胞和淋巴结不存在与眼眶的眼组织内，任何眶内淋巴样肿块均视为异常。

一、淋巴瘤的分类

2001 年世界卫生组织（WHO）在 REAL 分类的基础上推出了新的淋巴瘤分类，这是首次真正在全世界达成共识的分类。依据该分类，眼眶淋巴瘤大多数为 B 细胞来源的非霍奇金淋巴瘤（non-Hodgkin lymphoma，NHL），欧美国家中发病率依次为黏膜相关淋巴瘤（mucosa-associated lymphoid tissue，MALT）、滤泡性淋巴瘤（follicular lymphoma，FL）、弥漫大 B 细胞淋巴瘤（diffuse large B-cell lymphoma，DLBCL）、套细胞淋巴瘤（mantle cell lymphoma，MCL）。2008 年 WHO 在 2001 版分类的基础上结合了 7 年的研究进展，按照髓细胞、淋巴细胞和组织细胞/树突状细胞 3 个系进行分类，将原来的肥大细胞系肿瘤归入髓细胞系。FL 在肿瘤分级和出现弥漫性大 B 细胞区域时的诊断标准已作了修正，分类中还增加了几种变型和亚型，包括儿童 FL、原发性肠道 FL、滤泡内瘤形成/"原位" FL 以及原发性皮肤滤泡中心淋巴瘤。DLBCL 是 2008 版 WHO 分类中变化最大的一组肿瘤，DLBCL 在形态学、生物学行为和临床上具有显著的异质性，因此，2008 年分类将 DLBCL 进一步分成非特指性、特殊亚型和独立疾病三类。2016 年 WHO 进一步完善了淋巴瘤的分类。在淋巴浆细胞淋巴瘤（lymphoplasmacytic lymphoma，LPL）、FL、结内边缘区淋巴瘤（nodal marginal zone B-cell lymphoma，NMZL）以及 DLBCL 等分类上做了更新。例如，新版 WHO 分类视 *MYD88 L265P* 突变为 LPL 的诊断性标志，明确定义了"儿童型滤泡性淋巴瘤"为 FL 的一种独立实体。

二、黏膜相关淋巴瘤

眼附属器淋巴瘤（ocular adnexal lymphoma，OAL）在所有眼部肿瘤中占55%，组织学来源多为 B 细胞非霍奇金淋巴瘤，近年来其发病率呈上升趋势。在原发 OAL 中，眼附属器 MALT 是最常见的亚型，为35%~80%。首都医科大学附属北京同仁医院报道了 115 例眼附属器淋巴增生性病变，其中反应性淋巴细胞增生 11 例，非典型淋巴细胞增生 10 例，淋巴瘤 91 例。其中，MALT 74 例。MALT 可发生在如结膜、泪腺、眼眶、眼睑和泪囊等多个部位，是一组发生、发展缓慢，病程较长的病变，中老年人多发，多数文献报道女性多于男性。MALT 因受累部位不同临床表现各异，主要症状是眼球突出，最常见的临床表现是单侧或双侧眼球突出，复视及眼球运动受限，眼睑肿胀，表层巩膜血管和球结膜血管高度迂曲扩张，结膜充血及"鲑鱼肉"样肿块生长，视力下降等。

（一）病因与发病机制

黏膜相关淋巴组织 MALT 大多限于局部，进展缓慢，具有独特的组织学特性、免疫表型及基因型，从临床、分子生物和分子遗传学角度研究可以为 MALT 的病因和发病机制提供线索。

1. 基因突变

（1）t（11；18）（q21；q21）：是最早发现、最常见的染色体易位，见于 25%～60% 的胃和小肠及 15%～40% 的肺、结膜、涎腺、眼眶等 MALT 中。t（11；18）引起 11 号染色体上凋亡抑制因子-2 基因（apoptosis inhibitor-2，API2）和 18 号染色体上的 MALT1 基因融合，形成 API-MALT1 融合基因，并转录翻译成融合蛋白。API-MALT1 与位于 MALT1 C 末端部分的 TRAF6 结合，MALT 的 API-MALT1 融合部分保留 3 个完整的 TRAF6 结合位点与 2 个 C 末端结合位点。API-MALT1 与 TRAF6 相互作用介导了 TRAF6 低聚化，与 E3 泛素酶活化，导致 I-κB 激酶（IKK）复合体活化。Garrison 等发现所有的 API-MALT1 融合产物包括保持完整的 MALT1 C 末端的 caspase 结构域，API-MALT1 表达可导致 A20 解离，NF-κB 抑制因子水解后失去活性，导致持续 NF-κB 活化。

（2）t（14；18）（q32；q21）/IgH-MALT1：常发生在胃肠道外如肝、肺、眼眶及眼附件、皮肤和涎腺等。MALT1 基因易位到 IgZ-i 基因的强启动子之下，从而高表达，MALT1 包含 N 末端死域，2 个类似 Ig 结构域，1 个类似 caspase 结构域以及 C 末端第 3 个类似聚化结构域，单独表达并不能激活 NF-κB，但可以协同 Bcl-10 激活 NF-κB。MALT1 作用在于通过 A20 水解断裂解除对 NF-κB 通路抑制。

（3）TNFADb/A2B：在 37.5% 眼附属器 MALT 中染色体带 6q23.3-q24.1 缺失，且没有表现 MALT1 基因易位，表明该基因所在缺失区域可能在淋巴瘤形成中发挥重要作用，而在该区域众多基因中，6q23.3 中肿瘤坏死因子（TNF）-α-诱导蛋白 3（κ）基因（即 A20）是首要靶基因。A20 是 NF-κB 活化通路的重要负调节因子，可以减弱表面受体引发的 NF-κB 活化。A20 限制 NF-κB 的活化是通过使 NF-κB 信号传导至关重要的几种蛋白质失活，如 RIP1/2、TRAF6、TAK1 等。A20 能特定移除对蛋白质功能至关重要的 K63 关联泛素链，催化导致蛋白酶体降解的 K48 关联泛素，因此它作为肿瘤抑制基因存在于淋巴瘤中。

2. 感染性因素　在恶性肿瘤中，约有 18% 的患者因感染而致病，病原体感染与肿瘤的发生、发展、治疗方法和疗效等密切相关。比如，抗生素和疫苗对与感染有关的恶性肿瘤有效，这可能会减少传统的外科手术、放射治疗和化疗等抗癌治疗。因此，感染性因素在眼附属器 MALT 中的作用越来越被重视，相关的报道也逐年增多。

Knop 等证实了人类眼附属器中存在完整的免疫应答功能的淋巴组织，在抗原的作用下淋巴组织可被激活、持续增生，甚至最终可发展成 MALT。目前，与 MALT 发病机制相关的病原体主要有衣原体、丙型肝炎病毒（hepatitis C virus，HCV）、幽门螺杆菌（Hp）等。

（1）衣原体：常见的衣原体有肺炎衣原体、沙眼衣原体、鹦鹉热衣原体和淋巴肉芽肿性衣原体等，可致多个部位的炎症，这些衣原体亚型均可持续感染而致瘤。

Shen 等首先报道双侧眼眶 MALT，活检组织中检查出肺炎衣原体，未检出鹦鹉热衣原体。

Felleri 等检测的 40 例标本中有 32 例检出有鹦鹉热衣原体 DNA，有学者对 6 个国家的 142 例眼附属器 MALT 病例进展分析，结果显示 31 例有鹦鹉热衣原体感染，明显高于眼附属器非淋巴组织增生性病变。

（2）丙型肝炎病毒：HCV 可引起 B 细胞的异常克隆性增生，最终会有约 80% 形成 B 细胞性恶性肿瘤。Felleri 等提出眼附属器 MALT 可能与 HCV 感染有关，他收集的 55 例 MALT 标本中有 7 例 HCV 血清阳性，占 13%。但是有学者提出了不同的意见，考虑 HCV 在肿瘤发生中的作用可能与地域有关。目前 HCV 在眼附属器 MALT 中的作用正在进一步研究中。

（3）幽门螺杆菌：Hp 存在于 90% 胃 MALT 中。单纯治疗 Hp 感染对大多数胃 MALT 患者有效。Chan 等采用聚合酶链反应（PCR）和 DNA 杂交检测 5 例眼附属器 MALT，其中有 4 例伴 Hp 感染，而周围的结膜组织内却未见 Hp。但用免疫组织化学和 PCR 检测 13 例丹麦结膜 MALT、结膜淋巴组织增生和正常结膜组织，均未见 Hp 感染。因此 MALT 是否与 Hp 感染有关还需要进一步研究证实。

（二）病理

近年来，有很多探讨眼附属器 B 细胞非霍奇金淋巴瘤中相关蛋白的表达与疾病关系的研究。张静静等通过免疫组织化学发现附属器 B 细胞非霍奇金淋巴瘤中 S 期激酶相关蛋白 2（Skp2）、p27 和 PTEN 蛋白表达的缺失及 Skp2 的表达水平升高可能与眼附属器 B 细胞非霍奇金淋巴瘤的发生有关，可根据 3 种蛋白的表达区分肿瘤的不同类型；其中在黏膜相关淋巴组织结外边缘区 B 细胞非霍奇金淋巴瘤中，3 种蛋白存在相关性。

鲁军霞等在眼附属器淋巴组织增生性病变组织中 Livin 和 caspase-3 表达情况的研究中发现，Livin 在淋巴瘤中的表达显著高于反应性淋巴组织增生，且随着肿瘤组织恶性程度的增高其表达逐渐上升，而 caspase-3 则在淋巴瘤中的表达低于反应性淋巴组织增生，随着病理分级的增高其表达呈下降趋势。他们推测 Livin 可能通过抑制 caspase-3 活性。张慧等检测了 Bcl-2 和 Ki-67 在眼附属器 MALT 中的表达情况，结果显示 17 例眼附属器 MALT 中有 12 例表达 Bcl-2 蛋白阳性，有 l0 例高表达 Ki-67 蛋白。他们认为眼附属器 MALT 中 Bcl-2 和 Ki-67 蛋白呈高表达，提示两种指标均具有明显的异质性，可作为眼附属器 MALT 诊断及鉴别诊断的依据。

（三）治疗

MALT 的治疗应根据淋巴瘤的病变部位、大小、分期、对视力的损害程度、治疗的不良反应以及结合患者的年龄、身体状况等因素进行权衡。目前 MALT 还没有公认的治疗指南，手术切除及放射治疗作为一种治疗方式，对局部病变可以获得高缓解率，联合化疗、免疫治疗都可应用。

外科手术是常用的诊断和治疗方法，应该根据肿瘤的发病部位和临床分期来决定具体手术方案。虽然眼附属器 MALT 临床进展缓慢，恶性程度较低，但是其复发率较高。由于眼科手术需要注意对患者视力、眼肌保护及对外观的维持限制了手术范围，致使一些病灶无法完全切除，同时因为肿瘤因无包膜包裹，与眼眶内重要神经、血管发生粘连或生长位置较深无法切除干净，所以术后给予放射治疗是必要的。

放射治疗是眼附属器 MALT 的重要治疗方法之一，根据患者肿瘤部位的不同，所采用的放射治疗技术有所不同。Ohga 等回顾性报道了放射治疗早期眼附件 MALT 共 53 例，照射野包括原发肿瘤外放 10~15 mm 的区域，针对表浅的肿瘤 11 例采用 4~6 MeV 电子线照射 24 Gy，针对体积较大的肿瘤 42 例采用 4~6 MeV X 线照射 30 Gy，中位随访 3.9 年，仅有 4 例体积较大的肿瘤复发，5 年总生存率及无进展生存率为 100% 和 91.5%，未见治疗相关性死亡。其中使用晶体保护的 11 例患者中只有 2 例出现 II 度或以上白内障，没有使用晶体保护的 42 例患者中有 12 例出现 II 度或以上的白内障。使用适形放射治疗技术能更好地保护晶体及角膜等正常组织。OAL 局部放射治疗完全缓解率高，可以使大部分患者长期无病存活，对侧眼部及全身复发率较低，但放射治疗的眼部并发症不容忽视，李玉珍等报道的在 79 例病理确诊为 IE 期眼附属器 MALT 患者中放射治疗的初始反应为部分缓解及双眼发病的患者转化为 DLBCL 的发生率更高，而年龄、性别、肿瘤大小及手术方式等因素对转化均无影响。

如全身淋巴瘤与眼眶淋巴瘤相关，最好给患者选择适当的化学治疗而非不是仅做局部放射治疗。目前低度恶性的 MALT 多给予单一的苯丁酸氮芥化疗或环磷酰胺、多柔比星、长春新碱及泼尼松联合化疗，即 CHOP 方案。宁丰等报道一线环磷酰胺、长春新碱、泼尼松（COP）/CHOP 方案联合利妥昔单抗治疗眼附属器淋巴瘤的完全缓解率明显提高，可以作为手术后有残留病灶及放射治疗的一线替代治疗。

随着眼附属器 MALT 患者检出幽门螺杆菌及鹦鹉热衣原体等研究的进展，抗生素用于治疗 MALT 的研究有较大发展。有学者认为对于感染鹦鹉热衣原体的眼附属器 MALT 患者，抗生素治疗是一种有效的治疗方法。Barbara 等分析了多项病例研究，认为抗生素可以用于眼附属器淋巴瘤的一线治疗，多西环素已被 CNNC 建议用于非胃型 MALT 的治疗。

眼附属器 MALT 的免疫疗法包括干扰素和利妥昔单克隆抗体。利妥昔单克隆抗体能够改变晚期病变对预后的影响，利妥昔单克隆抗体联合 CHOP 方案对 OAL 疗效好，毒性低，无论对于眼部局部还是全身病灶都有良好的应用前景。

参考文献

[1] Li EY, Yuen HK, Cheuk W. Lymphoproliferative disease of the orbit Asia Pac. Ophthalmol（Phila），2015, 4（2）：106-111.

[2] 何小金，陈子红. 眼附属器黏膜相关边缘区 B 细胞性淋巴瘤临床病理分析. 诊断病理学杂志，2015, 22（2）：108-111.

[3] Vose JM. Mantle cell lymphoma：2012 update on diagnosis, risk-stratification, and clinical management. Am J Hematol, 2012, 87（6）：604-609.

[4] 居红格，谢建兰，郭新建，等. 眼结膜黏膜相关淋巴组织结外边缘带 B 细胞淋巴瘤临床病理分析. 临床与实验病理学杂志，2014, 30（8）：840-843.

[5] Garrison J, Samuel TJ. TRAF2-binding BIR1 domain of c-IAP2/MALT1 fusion protein is essential for activation of NF-kappa B. Oncogene, 2009, 28（13）：1584-1593.

[6] Du MQ. MALT lymphoma：many roads lead to nuclear factor-κb activation. Histopathology, 2011, 58（1）：26-38.

[7] Kato M, Sanada M, Kato I, et al. Frequent inactivation of A20 in B-cell lymphomas. Nature, 2009, 459（7247）：712-716.

[8] Schmitz R, Hansmann ML, Bohle V, et al. TNFAIP3（A20）is a tumor suppressor gene in Hodgkin lymphoma and primary mediastinal B cell lymphoma. J Exp Med, 2009, 206（5）：981-989.

[9] 张静静，赵桂秋，林红，等. Skp2、p27、PTEN 在眼附属器 B 细胞非霍奇金淋巴瘤中的表达和意义. 中华眼科杂志，2012, 48（12）：1107-1112.

[10] 鲁军霞，林红，王芬，等. Livin 及 Caspase-3 在眼附属器淋巴组织增生病变中的表达. 国际眼科杂志，2015, 15（12）：2055-2059.

[11] 张慧，钱江，陈荣家. Bcl-2 和 Ki-67 在眼附属器 MALT 淋巴瘤中的表达及其对预后的影响. 细胞与分子免疫学杂志，2010, 26（6）：583-584.

[12] 宁丰，叶进，魏立强，等. 眼附属器黏膜相关淋巴样组织结外边缘区 B 细胞淋巴瘤 21 例临床特征及疗效分析. 中华内科杂志，2012, 51（10）：784-787.

[13] Harada K, Murakami N, Kitaguchi M, et al. Localized ocular adnexal mucosa-associated

lymphoid tissue lymphoma treated with radiation therapy：a long-term outcome in 86 patients with 104 treated eyes. Int J Radiat Oncol Biol Phys, 2014, 88（3）：650-654.

[14] Ohga S, Nakamura K, Shioyama Y, et al. Radiotherapy for early-stage primary ocular adnexal mucosa-associated lymphoid tissue lymphoma. Anticancer Res, 2013, 33（12）：5575-5578.

[15] 宁丰, 叶进, 魏立强, 等. 一线化疗治疗眼附器 MALT 淋巴瘤临床疗效. 中国实验血液学杂志, 2012, 20（4）：912-916.

[16] Barbara K, Markus R. Antibiotic therapy in nongastrointestinal malt lymphoma：a review of the literature. Blood, 2013, 122（8）：1350-1357.

[17] 张丹丹, 刘红刚, 李海燕, 等. 衣原体等感染因子与眼附属器黏膜相关淋巴组织淋巴瘤相关性的研究. 中华病理学杂志, 2009, 38（8）：513-518.

[18] 阴洁, 魏锐利, 蔡季平. 眼附属器 MALT 淋巴瘤的研究进展. 中国实用眼科杂志, 2009, 27（12）：1340-1344.

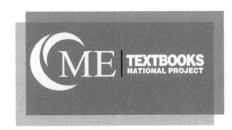

眼内恶性肿瘤新进展

李 彬

首都医科大学附属北京同仁医院

第17章

一、视网膜母细胞瘤的发病机制、侵袭转移机制及化疗敏感性研究

视网膜母细胞瘤（retinoblastoma，RB）是小儿最常见的原发性眼内恶性肿瘤，严重危害患儿的视力和生命。既往研究表明，RB 的发生与视网膜发育过程中 *RB* 基因失活有关，但是单纯的 *RB* 基因失活并不足以引起 RB 的发生，必须还有其他基因损伤的参与。首都医科大学附属北京同仁医院李彬课题组前期在国家自然科学基金项目"眼发育调控基因 *PAX6* 在促进视网膜母细胞瘤发生发展中的意义及其分子机制的研究"（项目编号 30772377）资助下，发现 *PAX6* 基因在 RB 的增生调控中发挥着重要作用，抑制 *PAX6* 基因可使 RB 细胞增生减慢，*PAX6* 过量表达可促进 RB 发生发展。

在过去的 20 年中，全身化疗在很大程度上提高了 RB 的眼球保留率，但药物敏感性仍是影响治疗效果的"瓶颈"。随后，李彬课题组在国家自然科学基金项目"*PAX6* 基因调控视网膜母细胞瘤细胞周期特异性化疗药物作用敏感性的研究"（项目编号：81172393）资助下，通过 *PAX6*-GFP 慢病毒载体介导 RB 细胞内 *PAX6* 过表达，发现 RB 细胞对细胞周期特异性药物长春新碱的敏感性增加，机制可能与 *PAX6* 基因促进肿瘤细胞进入增生期有关。白海霞等研究发现，全反式维甲酸可以在一定程度上提高 SO-RB50 细胞对长春新碱的化疗敏感性。张浩等研究发现，抑制 Akt 信号通路活性可以提高 SO-RB50 细胞对卡铂的敏感性，提示抑制 Akt 信号通路可能是提高 RB 化疗疗效的一个靶点。

侵袭和转移是恶性肿瘤最主要的生物学特征。RB 最早可沿视神经向颅内转移，病死率极高，因此，研究 RB 的侵袭转移机制是寻找有效干预策略的关键问题之一。在北京市自然科学基金项目"*AEG-1* 基因促进视网膜母细胞瘤侵袭转移的作用及其分子调控机制研究"（项目编号：7162036）资助下，畅颖等研究发现，*AEG-1* 在 RB 中呈高表达状态，表达强度与 RB 临床分期及组织病理学高危因素有一定关系；抑制 *AEG-1* 表达后可能通过 MAPK 通路抑制细胞增殖，同时促进细胞凋亡，提示 *AEG-1* 基因激活可能促进了 RB 的发生、发展，*AEG-1* 基因有可能成为判断 RB 患者预后的重要指标之一。

以上研究为探索新的 RB 化疗药物、联合用药方案以及治疗模式奠定了一定的实验理论基础。

二、葡萄膜黑色素瘤的发病机制及侵袭转移机制研究

葡萄膜黑色素瘤（uveal melanoma，UM）是成年人眼内最常见的原发性恶性肿瘤，发病率约

为百万分之六。该肿瘤恶性程度高，易发生侵袭转移，发生转移后患者的总生存期不到 14 个月。鉴于该肿瘤对视力和生命的极度危害性，发病机制和转移机制一直是研究热点。

GNAQ/11 突变是迄今发现的 UM 中最重要的致癌性基因突变，该突变导致 G 蛋白亚单位组成性激活，进而激活下游通路，促进 UM 的恶性进程。多方资料显示肿瘤发病机制方面存在种族差异。在国家自然科学基金项目"葡萄膜黑色素瘤特异基因 *GST-pi* 和 *LASP1* 在其转移分子机制中的作用研究"（项目批准号：81272981）资助下，项晓琳等在 50 例中国 UM 患者中检测到与高加索人一致的 *GNAQ* 和 *GNA11* 突变，但较高加索人发生率低。*GNAQ* 突变率为 18%，*GNA11* 突变率为 20%，所有突变都发生在 5 号外显子的 205 密码子。分析了 *GNAQ/11* 突变与临床病理特征和预后的相关性，发现 *GNAQ/11* 突变与肿瘤临近视盘显著相关（$P = 0.045$），与患者的无转移生存率无显著相关。

肿瘤组织中凝血酶敏感蛋白-1（TSP-1）与血管生成关系密切，被认为是抑制血管生成最重要的一种蛋白，但其在 UM 中的表达及相关血管生成机制尚不清楚。在北京市自然科学基金青年项目"凝血酶敏感蛋白-1 在葡萄膜黑色素瘤血管生成及进展中作用机制的研究"（项目批准号：7144199）资助下，发现 TSP-1 与 UM 血管生成相关，与血管表皮生长因子（VEGF）拮抗，参与 UM 肿瘤血管生成调控。UM 组织中 TSP-1 表达升高可抑制肿瘤血管生成，提示 TSP-1 可能作为预测 UM 发生、发展以及分子治疗靶点的指标。

经淋巴转移是恶性肿瘤全身转移的重要途径，而淋巴管生成促进了肿瘤经淋巴转移。肿瘤相关淋巴管生成在 UM 发生侵袭转移中的作用尚未明确。有学者检测了 55 例 UM 患者的石蜡标本发现，2/3 的 UM 患者中存在 LYVE-1/D2-40 标记的淋巴管生成，与肿瘤侵袭转移的病理学高危因素具有相关性，提示淋巴管生成在 UM 的侵袭转移中发挥了一定的作用，有可能成为影响患者预后的相关危险因素之一。此外，UM 可能通过自身合成释放 VEGF-C 促进淋巴管的生成，进而促进肿瘤的侵袭和转移。

参考文献

［1］李永平，冯官光，易玉珍. 国内视网膜母细胞瘤的研究现状及展望. 中华眼科杂志，2004，40（4）：217-219.

［2］Amare Kadam PS, Ghule P, Jose J, et al. Constitutional genomic instability, chromosome aberrations in tumor cells and retinoblastoma. Cancer Genet Cytogenet, 2004, 150（1）：33-43.

［3］王慧娟，李彬，张浩，等. 眼发育调控基因 Pax6 在视网膜母细胞瘤中表达的初步研究. 眼科，2008，17（5）：352-356.

［4］申令，史季桐，李彬，等. PAX6 基因及其下游促分化基因在视网膜母细胞瘤分化过程中的作用. 眼科，2011，20（6）：408-411.

［5］Bai SW, Li B, Zhang H, et al. PAX6 regulates proliferation and apoptosis of human retinoblastoma cells. Invest Ophthalmol Vis Sci, 2011, 52（7）：4560-4570.

［6］Li L, Li B, Zhang H, et al. Lentiviral vector-mediated PAX6 overexpression promotes growth and inhibits apoptosis of human retinoblastoma cells. Invest Ophthalmol Vis Sci, 2011, 52（8）：8393-8400.

［7］Shields CL, Fulco EM, Arias JD, et al. Retinoblastoma frontiers with intravenous, intra-arterial, periocular, and intravitreal chemotherapy. Eye (Lond), 2013, 27（2）：253-264.

［8］白海霞，李彬，张浩，等. 全反式维甲酸联合长春新碱对视网膜母细胞瘤细胞增生的抑制作用. 中华实验眼科杂志，2015，33（5）：419-423.

［9］张浩，王怡琛，李彬，等. 抑制 Akt 通路提高视网膜母细胞瘤对卡铂敏感性的实验研究. 眼科，2015，24（6）：405-408.

［10］畅颖，高飞，李彬，等. 异粘蛋白在视网膜母细胞瘤中的表达及其与高危因素关系的研究. 中华实验眼科杂志，2013，31（9）：845-850.

［11］Chang Y, Li B, Xu X, et al. Lentivirus-mediated knockdown of astrocyte elevated gene-1 inhibits growth and induces apoptosis through MAPK pathways in human retinoblastoma cells. PLoS One, 2016, 11（2）: e0148763.

［12］Rashid AB, Grossniklaus HE. Clinical, pathologic, and imaging features and biological markers of uveal melanoma. Methods Mol Biol, 2014, 1102: 397-425.

［13］Bakalian S, Marshall JC, Logan P, et al. Molecular pathways mediating liver metastasis in patients with uveal melanoma. Clin Cancer Res, 2008, 14（4）: 951-956.

［14］Van Raamsdonk CD, Bezrookove V, Green G, et al. Frequent somatic mutations of GNAQ in uveal melanoma and blue naevi. Nature, 2009, 457（7229）: 599-602.

［15］Xu X, Wei WB, Li B, et al. Oncogenic GNAQ and GNA11 mutations in uveal melanoma in Chinese. PLoS One, 2014, 9（10）: e109699.

［16］Zubac DP, Bostad L, Kih B, et al. The expression of thrombospond in-1 and p53 in clear cell renal cell carcinoma: its relationship to angiogenesis, cell proliferation and cancer specific survival. J Urol, 2009, 182（5）: 2144-2191.

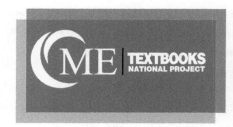

眼肿瘤病理学新进展

何为民
四川大学华西医院

第18章

一、视网膜母细胞瘤

1. 病理改变 100多年来，视网膜母细胞瘤（RB）的病理检查可观察到两种典型的真性花环，即FW花环（Flexner-Wintersteiner rosettel）和HW花环（Homer Wright rosette），在许多场合也可观察到假性花环。Das等报道了1例单眼患分化型视网膜母细胞瘤的2个月大患儿，眼前段异常受累，在该患者发现了新的、第三种花环类型嗜碱性立方细胞占据管腔的中心，阿辛蓝染色（HR-AMP）阳性。

2. 发病机制 miR-204在RB进展中起了关键的肿瘤抑制作用：miR-204在RB组织和细胞株常常是下调的，使miR-204强制表达能抑制RB细胞的增生和侵袭。体内研究表明，miR-204修复后可抑制肿瘤生长。cyclinD2和基质金属蛋白酶（MMP）-9被确定为miR-204的潜在靶点，miR-204和cyclinD2或MMP-9表达之间存在负关联。claudin-1与MMP-2在RB的表达存在负关联，claudin-1表达与组织分化和视神经的浸润呈正相关，而MMP-2的表达与组织分化和视神经的浸润呈负相关。claudin-1和MMP-2在RB视神经浸润与肿瘤发展中起相反的作用。SIRT2和SIRT6是长寿因子家族成员，与癌症的发生和某些肿瘤的进展有关。SIRT2和SIRT6不仅表达于RB，也在一些正常的眼部结构表达，SIRT2和SIRT6在RB的确切作用还须进一步研究。通过用硅片的方法确定了RB发病的关键miRNAs、miR-486-3p和miR-532-5p在原发性RB组织下调，表明其在肿瘤发生中的作用。通过miRNA模拟策略有望合成针对预后和治疗的miRNA。

3. 分子诊断 Devarajan的研究首次证实：有针对性的下一代测序（next generation sequencing，NGS）可有效识别RB患者致病变种宽频谱，有助于对RB做出全面、及时的分子诊断。

4. 预后因素 锥杆同源盒（cone-rod homeobox gene，CRX）转录因子是转移性RB一个新的标志。高迁移率族蛋白B1（high mobility group box 1 protein，HMGB1）是DNA的分子伴侣，是一种能改变核内稳态和基因组稳定性的结构蛋白。Singh等通过免疫组织化学和逆转录聚合酶链反应（RT-PCR）研究发现，HMGB1表达多见于具有病理高危因素的低分化肿瘤，因此，HMGB1可能导致了肿瘤的侵袭性，可作为RB预后不良的一个指标。CDC25蛋白在控制细胞增生及肿瘤发生、发展中起着重要的作用。Singh等首次研究了线粒体氧化磷酸化复合物与RB预后的关系，线粒体复合物Ⅰ的免疫表达缺失被证明是高风险RB的独立预后指标。CDC25B表达也可以作为RB的预后指标。长链非编码RNA（lncRNA）BANCR在RB的侵袭性和预后中也起着重要的作用，是一种预测预后的指标。

5. 治疗靶点　　新发现的线粒体复合物的差异表达、CDC25 磷酸酶蛋白及其抑制剂以及 lncRNA BANCR 均是治疗 RB 的潜在靶点。脂肪酸合成酶（fatty acid synthase，FASN）基因沉默介导了 RB 细胞通过 PI3K/Akt 通路的凋亡，降低了 RB 肿瘤细胞的侵袭性，提示 RB 癌细胞的生存和发展依赖脂质代谢。因此针对 FASN 靶点的干预是 RB 极具前景的治疗策略。PLK1 表达与肿瘤低分化有关，可能参与了 RB 的发生和发展。开发有效的小分子 PLK 亚型抑制剂可能是 RB 潜在的治疗方法。人类嘌呤/嘧啶核酸内切酶（apurinic/apyrimidinic endonuclease 1，APE1）是一个关键的多功能蛋白，参与 DNA 碱基的切除修复。Sudhakar 等首次研究了 APE1 在 55 例 RB 患者中的表达，结果表明，APE1 在 RB 亚细胞定位发生了改变，可能是 RB 潜在的药物治疗靶点。侵袭性 RB 的血管生成因子和干细胞标志 Sox2 的表达均增加，这些肿瘤中血管生成及干细胞相关通路之间存在复杂的相互作用，提示除了针对促血管生成基因和信号通路，还有必要开发有效的抗 RB 转移的药物。

二、葡萄膜黑色素瘤

1. 病理改变　　印度北部地区 80 例因葡萄膜黑色素瘤摘除眼球的病理分析显示，梭形细胞型是最常见的类型，坏死型比其他细胞亚型发生巩膜浸润和眼眶受累的概率高。Sox-10 已被证明是皮肤黑色素瘤的敏感标志物，Alghamdi 等研究了 Sox-10 在葡萄膜黑色素瘤的表达情况。结果显示，Sox-10 表达是诊断葡萄膜黑色素瘤最敏感的指标，因此，他们建议修改葡萄膜黑色素瘤的诊断标准，包括 Sox-10 和 HMB-45。在肿瘤的远处，视网膜内、外核层可见弥漫性细胞核 Sox-10 表达阳性，可进一步研究它是否可作为 RB 的标志物。Medina 等分析了 150 例葡萄膜黑色素瘤细针穿刺活检（fine-needle aspiration biopsy，FNAB）标本的细胞学特征：98% 有梭形细胞，80% 有黑素颗粒，是重要的细胞学诊断依据。肿瘤细胞核异型性随肿瘤高度增加而增加，虹膜黑色素瘤较睫状体和脉络膜黑色素瘤更温和。

2. 标本采集与病检结果　　小眼球转录因子（microphthalmia-associated transcription factor，MiTF）是恶性黑色素瘤手术切除标本免疫组织化学敏感性和特异性的标志，Perrino 等研究了眼部恶性黑色素瘤的细针穿刺活检标本，结果提示一样有效。通过比较 25G 经玻璃体、视网膜、脉络膜活检标本和摘除眼球的标本，证实经玻璃体、视网膜、脉络膜活检可为脉络膜黑色素瘤 3 号染色体畸变的检测提供具有代表性的样本。Coupland 等比较了眼内肿瘤活检与随后的内切除/摘除标本，用多重连接探针扩增（multiplex ligation-dependentprobe amplification，MLPA）或微卫星分析（microsatellite analysis，MSA）检测脉络膜黑色素瘤 3 号染色体异常，结果证实，脉络膜黑色素瘤眼内活检与大的手术标本提供一样的预后信息，初步的证据还表明，放射治疗后基因检测也可以成功地进行。

3. 预后因素　　van Engen-van Grunsven 等通过全基因组拷贝数分析发现，染色体 2p 局灶缺失可能参与了没有单体 3 的葡萄膜黑色素瘤的转移；葡萄膜黑色素瘤发生转移者较无转移者携带更多的染色体畸变；染色体碎裂可能在葡萄膜黑色素瘤的肿瘤形成中起一定的作用，但并不一定表明预后不良。其临床诊断价值需要更大样本量的研究来验证。发生转移的葡萄膜黑色素瘤的细胞学类型主要是上皮样细胞型或混合型，梭形细胞型罕见，大多数肿瘤表现为中度至明显的核异型性，含有浓染、泡状核，核仁不明显。*GNA11* 突变的肿瘤可能比 *GNAQ* 突变的肿瘤转移和预后差的风险高。阵列 CGH 是判断后葡萄膜黑色素瘤预后的一个可靠和廉价的检测方法，能够识别发生转移的低、中、高危患者。缺氧诱导因子 -1α（HIF-1α）在几种癌症中过表达，被认为与侵袭性疾病相关。Mouriaux 等通过免疫组织化学检测了 HIF-1α 在葡萄膜黑色素瘤的表达情况，结果表明，HIF-1α 表达增加与增生、血管标志物以及坏死明显相关，但和患者生存率之间没有关系。3 号染色体的 1 个拷贝缺失是葡萄膜黑色素瘤发生转移扩散的一个重要指标，新鲜的或石蜡包埋肿瘤组织最常用于目前的细胞遗传学技术检测染色体 3，该检查只有少数专门的实验室展开。Gleeson 等使用冷冻的肿瘤标志和显色原位杂交法检测葡萄膜黑色素瘤 3 号染色体的改变，并与标准的荧光原位杂交（fluorescence in situ hybridization，FISH）和单核苷酸多态性（SNP）芯片技术进行比较。结果提示，采用显色原位杂交是确定肿瘤染色体 3 状态的可靠技术，该技术很容易在常规的组织病理学实验室开展。在葡萄膜黑色素瘤中 BRCA1 相关蛋白 1（BAP1）的表达缺失与转移进展相关，存活率降低。Kalirai 等研究发现，核 BAP1 蛋白表达缺失是葡萄膜黑色素瘤患者一个独立的生存预后指标，通过免疫组织化学很容易检测。为检测 *BAP1* 基因和蛋白表达与葡萄膜黑色素瘤不同预后因素的相关性，van 等对 30 例摘眼患者进行了大量预后因素的分析，包括组织学特征，FISH、SNP 和基因表达谱分析得到的染色体畸变，这些参数与 *BAP1* 基因表达和 BAP1 免疫染色进行比较。结果提示，BAP1 表达缺失与目前采用的检测预后的所有方法有很好的相关性，它本身可预测葡萄膜黑色素瘤摘眼后转移所致死亡的风险，强调对葡萄膜黑色素瘤 BAP1 作用进一步研究的重要性。Danilova 等探讨了 MMP-9 的表达和眼部不同结构的葡萄膜黑色素瘤侵袭的关系，同时还研究了生长因子，肿瘤抑制蛋白（p16 和 p53），Ki-67，肿瘤的组织学亚型、异型性水平和诊断年龄之间有无相关性。结果提示，MMP-9 和表皮生长因子受体（EGFR）高表达与肿瘤中梭形细胞高比例相关；EGFR、转化生长因子 β（TGF-β）和 MMP-9 表达水平与最初入侵阶段之间有相关性；高龄时诊断与 p16 高表达相关；p16 水平降低，与 TGF-β 成反比；随着时间推移，为抑制黑素细胞增生活性，在正常功能的色素层 p16 水平明显增高。尽管老年人色素膜黑色素瘤诊断的概率增加，但是还没有发现与高非典型性水平相关性的可靠证据。细胞遗传学改变是葡萄膜黑色素瘤很强的预后因素，常常通过 FISH 测试单体 3 和 myc 在 8q24 的扩增。而微阵列分析提供了全基因组数据，检测部分染色体丢失，杂合性缺失（loss of heterozygosity，LOH）或 FISH 探针不能代表的异常。非固定的冰冻组织通常用于微阵列分析，但冰冻不总是能得到。Minca 等评估了用甲醛溶液固定石蜡包埋组织替代冰冻组织对色素膜黑色素瘤进行基因微阵列高分辨率分析的可行性。结果显示，用甲醛溶液固定石蜡包埋组织通过单核苷酸多态性分析（CGH/SNP）对葡萄膜黑色素瘤的基因型分型结果与冰冻组织和 CEP3 FISH 分析结果高度一致，因此认为 CGH/SNP 是判断葡萄膜黑色素瘤预后实用的方法。

三、淋 巴 瘤

与反应性淋巴增生相比，血管内皮生长因子（VEGF）在人的结膜和眼眶结外边缘区 B 细胞淋巴瘤中表达增加，提示 VEGF 在眼附属器淋巴瘤的病理发生和肿瘤血管生成中起了重要作用。Rodriguez 等回顾性分析了取自 20 例临床怀疑或组织病理学诊断为眼内淋巴瘤的 27 份玻璃体细胞学样本，结果证实，可以用玻璃体标本进行眼内淋巴瘤的细胞学评价，其中一半的病例没有眼外受累，最有用的细胞学特征包括细胞成分增多、坏死和核增大。一部分病例辅助的免疫组织化学检查非常有用，支持形态学的印象。29 例严重葡萄膜炎患者行脉络膜视网膜活检，59% 确诊为眼内淋巴瘤，31% 排除了眼内淋巴瘤，玻璃体的炎症程度是能否病理确诊的重要因素。Pulido 等通过扩增阻滞突变系统聚合酶链反应检测了 3 例具有典型临床表现并经组织学证实的玻璃体视网膜弥漫大 B 细胞淋巴瘤的细胞标本发现，至少部分病例存在 *Myd-88 L265P* 的激活突变，有必要进一步研究这一突变在视网膜淋巴瘤中的发生率。

四、眼睑肿瘤

1. 基底细胞癌　Wu 等对 1713 例连续的眼周基底细胞癌切除标本的病理分析结果显示，大部分位于下睑，组织学分类为结节型。浸润型比浅表型更多见。由于混合型基底细胞癌含侵袭性亚型的比例很高，眼周基底细胞癌应考虑控制边缘的外科切除术。通过眼睑全层切除、冰冻切片控制切缘、缺损一期重建能够有效控制眼睑边缘基底细胞癌，与其他切除技术，如 Mohs 显微外科手术比较，具有高治愈率、单次手术和优良重建效果的优点。Giordano 等回顾性研究了 108 例 110 个活检证实的眼睑基底细胞癌，术中冰冻切片控制切除肿物边缘 2 mm，随访 5 年，结果表明，冰冻切片控制眼睑基底细胞癌切除与 Mohs 显微外科手术切除的复发率相当，术中显微镜边缘控制改善了眼睑基底细胞癌的治愈率，术中冰冻切片控制切除肿物边缘 2 mm，眼睑容易重建，有更好的外观和功能。

2. 皮脂腺癌　While 等用快速石蜡切片分析评估切除和延迟重建在眼周区域皮脂腺癌患者的使用。纳入研究的 17 例患者，先进行结膜定位活检，切除肿瘤边缘 3 mm，经甲醛溶液固定，组织病理学分析。患者贴上敷料回家，3 天后回来根据病理检查结果明确是进一步切除还是重建。为保持眼睑功能并易于重构，成功切除时试图保持尽可能多的健康组织至关重要。切除和延迟重建为这种罕见的高度恶性肿瘤的处理提供了一个很好的选择。

免疫组织化学广泛用于皮脂腺癌的诊断、鉴别诊断及预后判断。Mulay 等对 56 例眼周皮脂腺癌、25 例鳞状上皮细胞癌和 18 例基底细胞癌进行了免疫组织化学发现，通常的染色方式结果为：皮脂腺癌 CK（＋）、EMA（＋）、BerEP4（－）、ADP（＋）、AR（＋），鳞状上皮细胞癌 CK（＋）、EMA（＋）、Ber-EP4（－）、ADP（－/＋）、AR（－），基底细胞癌 CK（＋）、EMA（－）、Ber-EP4（＋）、ADP（－）、AR（－/＋），皮脂腺癌 p53 表达和 Ki-67 指数比鳞状上皮细胞癌或基底细胞癌高。他们认为，用 BerEP4、ADP、EMA 和 AR 抗体进行免疫组织化学有助于眼周皮脂腺癌的诊断，并与鳞状上皮细胞癌和基底细胞癌进行鉴别。通过免疫组织化学检测雄激素受体和亲脂素（adipophilin）可将皮脂腺肿瘤与鳞状细胞癌、黑色素瘤和基底细胞癌区分开来，鳞状细胞癌和黑色素瘤均表现为阴性结果，基底细胞癌在远处的少数细胞表现为受体阳性。对于上皮内（或湿疹样）扩散，雄激素受体检测比亲脂素更敏感、可靠。p53 和小泡颗粒亲脂素阳性是浸润性皮脂腺癌常规显微镜诊断高度可靠的补充，二者均可用于石蜡切片，从而避免了冰冻切片繁琐的油红 O 染色。上皮内扩散的细胞 EMA 和 p53 强阳性，比小泡亲脂素阳性者有更多的颗粒。Mulay 等对 56 例病理检查证实为眼周皮脂腺癌的病例进行雄激素受体、核生存素（survivin）、p53 和 Ki-67 免疫组织化学染色，结果提示，雄激素受体表达显著影响预后，是眼周皮脂腺癌有前途的预后指标。在眼睑皮脂腺癌还观察到细胞周期调控蛋白的异常表达，提示细胞周期失调参与这种肿瘤的发病机制，p27 表达下降是眼睑皮脂腺癌预后不良的预测因素。

Tsai 等对 16 例眼睑皮脂腺癌组织样本进行视黄酸结合蛋白和视黄酸受体的免疫组织化学染色，包括 β-连环蛋白（β-catenin），细胞视黄酸结合蛋白 1（CRABP1），细胞视黄酸结合蛋白 2（CRABP2），脂肪酸结合蛋白 5（FABP5），视黄酸受体（RAR）-α、β、γ 以及视黄酸 X 受体（RXR）-α、β、γ。结果提示，视黄酸信号通路与眼睑皮脂腺癌的病理发病有关。眼睑皮脂腺癌发生转移可能是由于肿瘤干细胞数量增加或获得去分化表型，乙醛脱氢酶（ALDH）1、CD133 和 ABCG2 高表达与预后差相关，特别是 ALDH1 高表达提示预后不良。上皮间质转化（EMT）在多种恶性肿瘤的侵袭和转移中起关键作用，ZEB2/SIP1 是重要的 EMT 调节剂，并下调 E-cadherin 的表达。Bhardwaj 等选择 65 例经组织病理证实的眼睑皮脂腺癌标本，采用免疫组织化学检测 ZEB2

和 E-cadherin 的表达。结果显示，ZEB2 和 E-cadherin 在促进眼睑皮脂腺癌的 EMT 中发挥作用，提示 ZEB2 可作为眼睑皮脂腺癌的一个独立预后指标和潜在治疗靶点。

五、眼 表 肿 瘤

Bredow 等用免疫组织化学检测了 27 例结膜色素痣和 27 例结膜黑色素瘤患者的石蜡标本孕激素受体（PR）和雌激素受体（ER）的表达，他们观察到结膜黑色素细胞病变表达激素受体，可以解释为什么这些肿瘤在激素改变时其外观也发生改变。对于结膜黑色素瘤的预后，没有发现激素受体表达和无事件生存之间有统计上显著的相关性。Ašoklis 等采用数字图像分析对眼球表面鳞状细胞新生物进行定量的组织病理学评估，他们对 6 例眼球表面鳞状细胞新生物进行了 Ki-67 免疫组织化学检测，同时将 APERIO V9 算法应用于组织标本的数字图像，以计数 Ki-67 增生指数和测量核面积指数。该数字算法是利用体视学和视觉分析方法验证过的。结论是，APERIO V9 算法是对该病病理变化可靠性分析的一个有用的工具。这种计算机辅助算法的结果与体视学方法评估 Ki-67 PI 具有很强的相关性。Jiang 等建议用矢量红（VR）作为结膜黑色素细胞病变免疫组织化学分析的标准底物，它很少需要标本漂白。他们发现 Melan-A 和 HMB45 是结膜黑色素细胞病变最好的特征。使用 VR、Melan-A 和 HMB45 为所有的黑素细胞和不典型的黑素细胞分别提供了足够的敏感性，并减少了实验室进行免疫组织化学检查时对标本的处理时间。结膜黑色素瘤 BRAF 突变常见于年轻患者，在累及球外结膜的肿瘤中罕见。BRAF 突变的肿瘤可能更易发生远处转移。眼球表面和眶周鳞状上皮细胞肿瘤均观察到 p16 蛋白强表达，它与人乳头瘤病毒（HPV）感染之间的关系需要进一步研究。

六、泪 腺 肿 瘤

通过对泪腺肿瘤细胞浆和细胞核瘦素表达的初步研究，Kim 等发现，腺样囊性癌患者泪液中的瘦素浓度大于多形性腺瘤，瘦素细胞核染色仅见于腺样囊性癌。Koo 等研究了代谢相关蛋白在泪腺腺样囊性癌的表达及其临床意义，他们发现，与涎腺腺样囊性癌相比，谷氨酰胺酶 1（GLS1）和谷氨酰胺转运体 2（ASCT2）在泪腺腺样囊性癌表达更高，其中单羧酸转运蛋白 4（MCT4）、磷酸丝氨酸磷酸酶（PSPH）和丝氨酸羟甲基转移酶 1（SHMT1）过量表达者预后更差。

七、其 他 肿 瘤

气球细胞痣很罕见，是一种良性的黑色素细胞肿瘤，可累及结膜、脉络膜和皮肤，Thompson 等报道了 3 例结膜气球细胞痣并复习了相关文献。组织学上，气球细胞痣由大细胞形成巢，通常缺乏黑色素。气球细胞胞质干净或有空泡，细胞核居中。胞质空泡化可能是由于不能合成黑色素，在前黑色素小体中积聚黑色素前体。气球样细胞可以类似于黄色瘤细胞、脂肪细胞、巨噬细胞、皮脂腺瘤、有气球细胞变化的黑色素瘤和转移性肾细胞癌，通过形态学和免疫组织化学对它们进行鉴别具有重要的临床意义。

Lin28A 只存在于胚胎细胞和恶性肿瘤，眼内髓上皮瘤和具有多层花环的脑胚胎性肿瘤均表达 Lin28A，但只有后者显示包括 C19MC 的 19q13.42 基因位点扩增。这意味着其他的致病因素在眼内髓上皮瘤中发挥作用。眼内更具有侵袭性的肿瘤行为可以通过 Lin28A 染色强度部分预测。在眼髓上皮瘤合并胸膜肺母细胞瘤的肿瘤家族和发育不良综合征中已发现有生殖细胞 DICER1 基因突变，Durieux 等首次报道了 1 例散发的 18 岁眼髓上皮瘤女性患者存在体细胞 *DICER1* 基因 *D1709N* 突变。

八、罕 见 病 例

Tagawa 等报道了首例原发性眼内自然杀伤细胞（NK）淋巴瘤，玻璃体样本组织细胞学检查没有恶性肿瘤的证据，但免疫组织化学、原位杂交显示存在 CD3、CD56 阳性的非典型细胞，EB 病毒编码的 RNA，最后做出 NK 淋巴瘤的诊断。Esmer 等首次报道了 1 例 70 岁的男性患者罹患双眼下睑基底鳞状上皮细胞癌。Morcos 等首次了报道虹膜气球细胞痣，55 岁的男性患者从 12 岁开始有虹膜色素性病灶，近 2 年因增大而手术。组织病理学检查可见气球细胞痣由透明的、无异型性的空泡细胞构成，也可见典型的梭形细胞痣。鉴别诊断包括黄色瘤样病变、棕色脂肪细胞或其他脂肪病变、透明细胞汗腺瘤、转移性肾透明细胞癌和透明细胞肉瘤。该肿瘤 Melan-A、S100 和 HMB45 染色阳性。提示该病应作为虹膜色素性病变的鉴别诊断。Kramer 等报道了 1 例 9 岁女性睫状体髓上皮瘤患者曾患有胸膜肺母细胞瘤，后者作为一个家族性肿瘤易感综合征的一部分，被认为是继发于生殖系 *DICER1* 基因突变。Oie 等报道了 1 例复发性睑结膜汗腺腺瘤的病例，患者为 49 岁的女性，右眼上睑结膜肿瘤第二次复发，表现为圆形或椭圆形结节性病变，表面光滑，大小为 1~3 mm，含扩张的血管。组织病理学检查：质硬、边界清楚的结节位于结膜上皮下，细胞轻微的嗜碱性或有清晰的胞质，核圆形或卵圆形，细胞呈小梁模式排列，PAS 染色胞质阳性，淀粉酶消化后染色消失。肿瘤中的很多细胞可观察到有丝分裂，但没有坏死细胞。免疫组织化学结果显示，Ki-67 指数为 12%。提示汗腺腺瘤因反复复发后可发生恶变应完整切除。Medrado 等报道了 1 例异时的、多个原发性肿瘤的典型案例，患者为 73 岁男性，在 2012 年通过组织活检和免疫组织化学检查诊断为眼眶非霍奇金 B 细胞淋巴瘤中的套细胞淋巴瘤。2010 年，患者被诊断为非霍奇金小细胞淋巴瘤和皮肤基底细胞癌，2011 年发现肠腺癌伴局部淋巴结转移。

参 考 文 献

［1］ Das D, Bhattacharjee K, Barthakur SS, et al. A new rosette in retinoblastoma. Indian J Ophthalmol, 2014, 62（5）：638-641.

［2］ Wu X, Zeng Y, Wu S, et al. MiR-204, down-regulated in retinoblastoma, regulates proliferation and invasion of human retinoblastoma cells by targeting CyclinD2 and MMP-9. FEBS Lett, 2015, 589（5）：645-650.

［3］ Wan WC, Jin XM, Zheng GY, et al. How expressions of CLAUDIN-1 and MMP-2 in retinoblastoma correlate with histological differentiation and optic nerve invasion. J Biol Regul Homeost Agents, 2015, 29（2）：373-378.

［4］ Orellana ME, Quezada C, Maloney SC, et al. Expression of SIRT2 and SIRT6 in retinoblastoma. Ophthalmic Res, 2015, 53（2）：100-108.

［5］ Venkatesan N, Deepa PR, Khetan V, et al. Computational and in vitro investigation of miRNA-Gene regulations in retinoblastoma pathogenesis：miRNA mimics strategy. Bioinform Biol Insights, 2015, 9：89-101.

［6］ Devarajan B, Prakash L, Kannan TR, et al. Targeted next generation sequencing of RB1 gene for the molecular diagnosis of retinoblastoma. BMC Cancer, 2015, 15：320.

［7］ Torbidoni AV, Laurent VE, Sampor C, et al. Association of cone-rod homeobox transcription factor messenger RNA with pediatric metastatic retinoblastoma. JAMA Ophthalmol, 2015, 133（7）：805-812.

［8］ Singh MK, Singh L, Pushker N, et al. Correlation of high mobility group box-1 protein（HMGB1）with clinicopathological parameters in primary retinoblastoma. Pathol Oncol Res, 2015,

21 (4): 1237-1242.

[9] Singh L, Saini N, Bakhshi S, et al. Prognostic significance of mitochondrial oxidative phosphorylation complexes: therapeutic target in the treatment of retinoblastoma. Mitochondrion, 2015, 23: 55-63.

[10] Singh L, Pushker N, Sen S, et al. Expression of CDC25A and CDC25B phosphatase proteins in human retinoblastoma and its correlation with clinicopathological parameters. Br J Ophthalmol, 2015, 99 (4): 457-463.

[11] Su S, Gao J, Wang T, et al. Long non-coding RNA BANCR regulates growth and metastasis and is associated with poor prognosis inretinoblastoma. Tumour Biol, 2015, 36 (9): 7205-7211.

[12] Sangeetha M, Deepa PR, Rishi P, et al. Global gene deregulations in FASN silenced retinoblastoma cancer cells: molecular and clinico-pathological correlations. J Cell Biochem, 2015, 116 (11): 2676-2694.

[13] Singh L, Pushker N, Sen S, et al. Prognostic significance of polo-like kinases in retinoblastoma: correlation with patient outcome, clinical and histopathological parameters. Clin Exp Ophthalmol, 2015, 43 (6): 550-557.

[14] Sudhakar J, Khetan V, Madhusudan S, et al. Dysregulation of human apurinic/apyrimidinic endonuclease 1 (APE1) expression in advanced retinoblastoma. Br J Ophthalmol, 2014, 98 (3): 402-407.

[15] Garcia JR, Gombos DS, Prospero CM, et al. Expression of angiogenic factors in invasive retinoblastoma tumors is associated with increase in tumor cells expressing stem cell marker Sox2. Arch Pathol Lab Med, 2015, 139 (12): 1531-1538.

[16] Kashyap S, Venkatesh P, Sen S, et al. Clinicopathologic characteristics of choroidal melanoma in a North Indian population: analysis of 10-year data. Int Ophthalmol, 2014, 34 (2): 235-239.

[17] Medina CA, Biscotti CV, Singh N, et al. Diagnostic cytologic features of uveal melanoma. Ophthalmology, 2015, 122 (8): 1580-1584.

[18] Perrino CM, Wang JF, Collins BT. Microphthalmia transcription factor immunohistochemistry for FNA biopsy of ocular malignant melanoma. Cancer Cytopathol, 2015, 123 (7): 394-400.

[19] Bagger M, Andersen MT, Heegaard S, et al. Transvitreal retinochoroidal biopsy provides a representative sample from choroidal melanoma for detection of chromosome 3 aberrations. Invest Ophthalmol Vis Sci, 2015, 56 (10): 5917-5924.

[20] Coupland SE, Kalirai H, Ho V, et al. Concordant chromosome 3 results in paired choroidal melanoma biopsies and subsequent tumour resection specimens. Br J Ophthalmol, 2015, 99 (10): 1444-1450.

[21] van Engen-van Grunsven AC, Baar MP, Pfundt R, et al. Whole-genome copy-number analysis identifies new leads for chromosomal aberrations involved in the oncogenesis and metastatic behavior of uveal melanomas. Melanoma Res, 2015, 25 (3): 200-209.

[22] Griewank KG, van de Nes J, Schilling B, et al. Genetic and clinico-pathologic analysis of metastatic uveal melanoma. Mod Pathol, 2014, 27 (2): 175-183.

[23] Cassoux N, Rodrigues MJ, Plancher C, et al. Genome-wide profiling is a clinically relevant and affordable prognostic test in posterior uveal melanoma. Br J Ophthalmol, 2014, 98 (6): 769-774.

[24] Mouriaux F, Sanschagrin F, Diorio C, et al. Increased HIF-1α expression correlates with cell proliferation and vascular markers CD31 and VEGF-A in uveal melanoma. Invest Ophthalmol Vis Sci, 2014, 55 (3): 1277-1283.

[25] Gleeson G, Larkin A, Horgan N, et al. Evaluation of chromogenic in situ hybridization for the determination of monosomy 3 in uveal melanoma. Arch Pathol Lab Med, 2014, 138 (5): 664-670.

[26] Kalirai H, Dodson A, Faqir S, et al. Lack of BAP1 protein expression in uveal melanoma is associated with increased metastatic risk and has utility in routine prognostic testing. Br J Cancer, 2014, 111 (7): 1373-1380.

[27] van Essen TH, van Pelt SI, Versluis M, et al. Prognostic parameters in uveal melanoma and their association with BAP1 expression. Br J Ophthalmol, 2014, 98 (12): 1738-1743.

[28] Danilova NV, Davydova SY. Immunohistochemical characteristics of uveal melanoma assording to the age at diagnosis, histological type and extension of the tumor. Arkh Patol, 2014, 76 (5)：55-60.

[29] Minca EC, Tubbs RR, Portier BP, et al. Genomic microarray analysis on formalin-fixed paraffin-embedded material for uveal melanoma prognostication. Cancer Genet, 2014, 207 (7-8)：306-315.

[30] Kinoshita S, Kase S, Ando R, et al. Expression of vascular endothelial growth factor in human ocular adnexal lymphoma. Invest Ophthalmol Vis Sci, 2014, 55 (6)：3461-3467.

[31] Rodriguez EF, Sepah YJ, Jang HS, et al. Cytologic features in vitreous preparations of patients with suspicion of intraocular lymphoma. Diagn Cytopathol, 2014, 42 (1)：37-44.

[32] Mastropasqua R, Thaung C, Pavesio C, et al. The role of chorioretinal biopsy in the diagnosis of intraocular lymphoma. Am J Ophthalmol, 2015, 160 (6)：1127-1132.

[33] Pulido JS, Salomao DR, Frederick LA, et al. MyD-88 L265P mutations are present in some cases of vitreoretinal lymphoma. Retina, 2015, 35 (4)：624-627.

[34] Wu A, Sun MT, Huilgol SC, et al. Histological subtypes of periocular basal cell carcinoma. Clin Experiment Ophthalmol, 2014, 42 (7)：603-607.

[35] Gill HS, Moscato EE, Seiff SR. Eyelid margin basal cell carcinoma managed with full-thickness en-face frozen section histopathology. Ophthal Plast Reconstr Surg, 2014, 30 (1)：15-19.

[36] Giordano Resti A, Sacconi R, Baccelli N, et al. Outcome of 110 basal cell carcinomas of the eyelid treated with frozen section-controlled excision：mean follow-up over 5 years. Eur J Ophthalmol, 2014, 24 (4)：476-482.

[37] While B, Salvi S, Currie Z, et al. Excision and delayed reconstruction with paraffin section histopathological analysis for periocular sebaceous carcinoma. Ophthal Plast Reconstr Surg, 2014, 30 (2)：105-109.

[38] Mulay K, White VA, Shah SJ, et al. Sebaceous carcinoma：clinicopathologic features and diagnostic role of immunohistochemistry (including

androgen receptor). Can J Ophthalmol, 2014, 49 (4)：326-332.

[39] Jakobiec FA, Werdich X. Androgen receptor identification in the diagnosis of eyelid sebaceous carcinomas. Am J Ophthalmol, 2014, 157 (3)：687-696.

[40] Jakobiec FA, Mendoza PR Eyelid sebaceous carcinoma：clinicopathologic and multiparametric immunohistochemical analysis that includes adipophilin.. Am J Ophthalmol, 2014, 157 (1)：186-208.

[41] Mulay K, Shah SJ, Aggarwal E, et al. Periocular sebaceous gland carcinoma：do androgen receptor (NR3C4) and nuclear survivin (BIRC5) have a prognostic significance? Acta Ophthalmol, 2014, 92 (8)：e681-e687.

[42] Kim N, Kim JE, Choung HK, et al. Expression of cell cycle regulatory proteins in eyelid sebaceous gland carcinoma：low p27 expression predicts poor prognosis. Exp Eye Res, 2014, 118：46-52.

[43] Tsai YJ, Wu SY, Huang HY, et al. Expression of retinoic acid-binding proteins and retinoic acid receptors in sebaceous cell carcinoma of the eyelids. BMC Ophthalmol, 2015, 15：142.

[44] Kim N, Choung HK, Lee MJ, et al. Cancer stem cell markers in eyelid sebaceous gland carcinoma：high expression of ALDH1, CD133, and ABCG2 correlates with poor prognosis. Invest Ophthalmol Vis Sci, 2015, 56 (3)：1813-1819.

[45] Bhardwaj M, Sen S, Sharma A, et al. ZEB2/SIP1 as novel prognostic indicator in eyelid sebaceous gland carcinoma. Hum Pathol, 2015, 46 (10)：1437-1442.

[46] Bredow L, Stützel L, Böhringer D, et al. Progesterone and estrogen receptors in conjunctival melanoma and nevi. Graefes Arch Clin Exp Ophthalmol, 2014, 252 (2)：359-365.

[47] Jiang K, Brownstein S, Lam K, et al. Usefulness of a red chromagen in the diagnosis of melanocytic lesions of the conjunctiva. JAMA Ophthalmol, 2014, 132 (5)：622-629.

[48] Larsen AC, Dahmcke CM, Dahl C, et al. A retrospective review of conjunctival melanoma presentation, treatment, and outcome and an investigation of features associated with BRAF mutations. JAMA Ophthalmol, 2015, 133 (11)：

1295-1303.

[49] Kobalka PJ, Abboud JP, Liao X, et al. p16INK4A expression is frequently increased in periorbital and ocular squamous lesions. Diagn Pathol, 2015, 10: 175.

[50] Kim YJ, Kim YS, Chin S, et al. Cytoplasmic and nuclear leptin expression in lacrimal gland tumours: a pilot study. Br J Ophthalmol, 2015, 99 (9): 1306-1310.

[51] Koo JS, Yoon JS. Expression of metabolism-related proteins in lacrimal gland adenoid cystic carcinoma. Am J Clin Pathol, 2015, 143 (4): 584-592.

[52] Thompson JM, Bermudez-Magner JA, Barker NH, et al. Balloon cell nevi of the conjunctiva: Clinicopathologic correlation and literature review. Surv Ophthalmol, 2015, 60 (5): 481-485.

[53] Jakobiec FA, Kool M, Stagner AM, et al. Intraocular medulloepitheliomas and embryonal tumors with multilayered rosettes of the brain: comparative roles of LIN28A and C19MC. Am J Ophthalmol, 2015, 159 (6): 1065-1074.

[54] Durieux E, Descotes F, Nguyen AM, et al. Somatic DICER1 gene mutation in sporadic intraocular medulloepithelioma without pleuropulmonary blastoma syndrome. Hum Pathol, 2015, 46 (5): 783-787.

[55] Tagawa Y, Namba K, Ogasawara R, et al. A case of mature natural killer-cell neoplasm manifesting multiple choroidal lesions: primary intraocular natural killer-cell lymphoma. Case Rep Ophthalmol, 201, 6 (3): 380-384.

[56] Esmer O, Karadag R, Bayramlar H, et al. Bilateral lower eyelid basosquamous cell carcinoma: a rare case. J Pak Med Assoc, 2014, 64 (7): 837-839.

[57] Morcos MW, Odashiro A, Bazin R, et al. Balloon cell nevus of the iris. Pathol Res Pract, 2014, 210 (12): 1160-1163.

[58] Medrado JS, Dittrich MR, Sousa JM, et al. Case report of a metachronous multiple tumor: mantle cell lymphoma in the orbital region associated with epithelial malignancies at other sites. Arq Bras Oftalmol, 2014, 77 (1): 54-56.

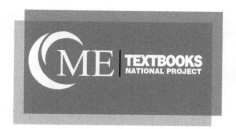

真菌性角膜炎诊疗新进展

第 19 章

周鸿雁　吴　婕

吉林大学

真菌性角膜炎（FK）是一种严重的眼球感染性疾病，能导致角膜混浊、失明，甚至眼内炎，一种能致盲的严重疾病，对眼科医生来说仍是个挑战。在中国，农活后的角膜植物性外伤是首要病因，最常见的病原体是镰刀菌和烟曲霉菌。尽管临床已经使用新的治疗方案，但是因为诊断的延误和缺乏治疗标准，对眼科医生来说，FK 仍旧是一个挑战。目前，更深入地理解 FK 的发病机制有助于疾病的早期诊断和有效治疗。

早期文献表明，免疫系统在 FK 的发病机制中起着重要作用。角膜上皮是角膜对抗病原体的第一道防线，在固有免疫中扮演着重要角色。当受到创伤或眼表的完整性被破坏时，角膜更容易被真菌或其他病原体感染。固有免疫是免疫防御的第一道防线。宿主防御和侵袭性真菌毒力之间的动态平衡在 FK 的发展过程中起着决定性作用。固有免疫能特异性识别真菌表面的抗原相关分子模式（pathogen-associated molecular pattern，PAMP），通过模式识别受体（pattern recognition receptor，PRR）。PRR 包括 C 型凝集素样受体（C-type lectin-like receptor，CLR）、通道样受体（toll-like receptor，TLR）、核苷酸结合寡聚化结构域受体（nucleotide-binding oligomerization domain-like receptor，NLR）、清道夫受体家族（scavenger receptor，SR）。PRR 在固有免疫中有重要作用，能介导细胞因子和趋化因子的分泌，中性粒细胞、巨噬细胞和 T 细胞的浸润，最终导致病原体的清除。

目前 FK 的诊断依旧充满挑战。培养和显微镜检查是病原体诊断的参考标准。但是，这些检查方法耗时久，耽误治疗。最近，快速、结果可靠的诊断方法如共聚焦显微镜（confocal microscopy）、前节光学相干断层扫描（optical coherence tomography，OCT）、聚合酶链反应（PCR）等越来越受到人们重视。虽然这些方法有效，但是因为价格昂贵，不是所有机构都能使用。如果能在短时间内诊断，FK 会有更好的转归，因此，快速、敏感性高、非侵入性、更方便的诊断方法迫在眉睫。

在发展中国家，因为缺乏有效的抗真菌制剂，FK 的治疗仍旧是个难题。咪唑类和聚烯类是两种典型的抗真菌制剂。咪唑类包括伏立康唑、氟康唑、酮康唑、泊沙康唑、伊曲康唑等，聚烯类包括那他霉素、两性霉素 B。局部 5% 的那他霉素被认为是真菌表面感染的一线用药，是唯一可用的抗真菌眼药。在抗镰刀菌和烟曲霉菌的治疗中，那他霉素是更好的选择，尤其在早期。现阶段，人们注意到其他有效的治疗药物，包括抗菌肽（antimicrobial peptide，AMP）、特比萘芬、米卡芬净（micafungin，MCFG）、卡泊芬净（caspofungin）、免疫抑制剂如他克莫司（FK506）、维生素 D 受体（VDR）激动剂。

角膜胶原交联（corneal collagen cross-linking，CXL）被认为是一种有前景的治疗感染性角膜炎的选择。对于药物不敏感的个体，手术干预（如清创术、穿透性角膜移植术、羊膜移植术、板层角膜移植术和深板层角膜移植术）对控制严重的、深的溃疡很必要，但还需要随机试验来评估疗效。

一、FK 的发病机制

FK 的具体发病机制还不明确，更深入地了解其发病机制，对更快的诊断及发现新的治疗靶点是有意义的。

1. 免疫识别：PRRs 角膜上皮是第一道防线。病原体对角膜上皮细胞或内皮细胞的吸附是第一步。这与病原体配体和宿主受体的结合有关。被入侵后，受体的 PRR 特异性识别真菌表面的 PAMP，触发固有免疫。PRR 包括 TLR、CLR、NLR 和 SR 家族。TLR，特别是 TLR2 和 TLR4 在中性粒细胞、单核细胞、巨噬细胞、树突状细胞上表达，是主要的 PRR。PRR 和 PAMP 的相互作用在固有免疫应答中起重要作用。Dectin-1 是 CLR 的一员，能识别真菌 β-葡聚糖和 α-甘露糖。Dectin-1在巨噬细胞、树突状细胞、中性粒细胞和角膜上皮细胞中表达。识别通过 Syk-CARD9 和 RAF 通路激活 NF-κB。Dectin-1 同样能通过 Nod 样受本蛋白 3（NLRP3）炎症小体体通路增加白介素（IL）-1β 和 IL-18 的产生量。Syk 通路是 Dectin-1 最重要的信号通路。研究表明，在真菌防御的早期，Dectin-1 和树突状细胞特异性捕获细胞间黏附分子 3 非整合素（DC specific intercellular adhesion molecule 3-grabbing nonintegrin，DC-SIGN）有重要作用。Dectin-1 能识别真菌，吸引中性粒细胞和巨噬细胞，释放促炎性细胞因子，启动获得性免疫应答，参与抗真菌。Dectin-1 在 FK 的病理过程中有重要作用。表面活性蛋白 D（SP-D）是一种 CLR，在茄病镰刀菌感染的早期固有免疫中有重要作用。SP-D 通过 TLR4-MyD88 信号通路激活。SP-D 通过和 TLR 的相互作用下调细胞因子的表达，调节免疫功能。凝集素样氧化型低密度脂蛋白受体-1（lectin-like oxidized low density lipoprotein receptor-1，LOX-1）属于 CLR，结构上也属于 CLR，在正常角膜上皮细胞、巨噬细胞、中性粒细胞上表达。LOX-1 特殊的结构使之有不同的功能，能识别多种受体。FK 中，LOX-1 在宿主防御过程中起着促炎的作用。但是，LOX-1 在 FK 中其他的作用还需要进一步研究。NOD2 是一种 NLR，能增加促炎性细胞因子，参与固有免疫。最近有研究表明，在烟曲霉菌角膜炎中，NOD2 与 TLR 相互作用触发炎性反应，其中提及了不同 PRR 之间有一种负反馈，以防止过强的炎性反应。髓样细胞触发性受体-1（triggering receptors expressed on myeloid cell-l，TREM-1）是一种表面受体，在烟曲霉菌诱导下，能放大炎性反应。TREM-1 明确了和 TLR、NLR 有协同作用。

2. 细胞因子、趋化因子和细胞免疫 巨噬细胞作为抗原提呈细胞和吞噬细胞，在抗真菌感染的固有免疫中有重要作用。巨噬细胞的激活能提高细胞因子、趋化因子的量，增加多形核白细胞的浸润，但是也能引起过强的免疫反应，导致严重的角膜感染。

中性粒细胞在固有免疫中很重要、活跃。感染之后，中性粒细胞最早浸润角膜对抗真菌。在角膜中，MIP-2、细胞间黏附分子（ICAM-1）和一些细胞因子能吸引中性粒细胞移动到炎症位点。有文献表明 γδ T 细胞在中性粒细胞的吸引和激活中有重要作用。γδ T 细胞在固有免疫中有重要作用，能分泌细胞因子和趋化因子，参与 FK 的致病过程，也能通过分泌 CCL-3、CCL-4、CCL-5 等趋化因子参与创伤修复。在 FK 患者的泪液中检测出 IL-1β、IL-6 和 IL-8，提示促炎性细胞因子参与 FK 的致病。IL-6、IL-8 和 MCP-1 在抗真菌感染的炎性反应中有重要作用。IL-1β 和肿瘤坏死因子（TNF）-α 在烟曲霉菌和镰刀菌角膜炎早期增加。丝状角膜炎患者泪液中检测到 IL-17 增多。IL-17 由中性粒细胞分泌和自主免疫、炎性反应的严重程度有关，在抗真菌中起着保护作用。上皮细胞 IL-17 受体的激活能增加细胞因子的产量，介导中性粒细胞向炎症位点移动。抗真菌活性依靠 CD18 而不是 Dectin-1。基质金属蛋白酶（matrix metalloproteinase，MMP）-14 在创伤的早期是增高的。MMP 能介导细胞黏附，在 FK 过程中有重要作用。IL-10 是一种炎负调节剂，能抑制抗感染细胞因子。COX-2 也有调节免疫的作用。Th 细胞也参与免疫反应。Th1 细胞能提高抗真菌的能力，但是 Th2 细胞作用相反。二者间的平衡能影响疾病进程。

3. 体液免疫　细胞衍生的胸腺基质淋巴细胞生成素（HCEC-derived thymic stromal lymphopoietin production，TSLP）能提高体液免疫，参与 FK 的获得性免疫反应。血管活性肽（vasoactive intestinal peptide，VIP），一种抗感染神经肽，能减少促炎性细胞因子，抑制细胞免疫，抑制巨噬细胞和 T 细胞的增生，有助于炎症的愈合。AMP 有多种功效，在固有免疫和获得性免疫中有重要作用。AMP 对某些免疫细胞有趋化性，在 FK 中起到保护作用。

4. 新方向　几丁质酶-3 样蛋白-1（chitinase 3-like 1，CHI3L1）是一种多功能蛋白质，通过调节趋化因子、AMP 和抗感染因子的量调节角膜固有免疫。它是一种获得性免疫的调节剂。miRNA 在 FK 的作用还不明确，最近有研究表明，miRNA 在角膜创伤炎症中起调节作用。

二、FK 的诊断

传统的微生物方法还是 FK 诊断的金标准，培养的结果有很高的特异性，但不敏感且耗时长，真菌菌株的精确确定需专业人士做出。涂片显微镜是一种快速、直接的方法。最近有文献表明涂片法的阳性率高于培养。活体共焦显微镜（in vivo confocal microscopy，IVCM）是一种常规、快速、安全和非侵入性的方法。另外，它还有一种独特的优点，即能监控治疗效果。现阶段，IVCM 是唯一可检测感染深度的方法，能协助确定手术干预的时机。但是，一些小的微生物如细菌、病毒是看不见的。因此，IVCM 在这些病原体中是无用的。准确的结果依靠有经验的技师。有文献不建议在使用阳性部分作为参考时将 IVCM 作为单独标准，但也有文献认为有传统微生物学作为金标准时，IVCM 能提供准确的证据，尤其在深层角膜浸润时。PCR 是一种快速、敏感的诊断方法，已被广泛应用于感染性角膜炎的诊断。但缺点在于共生污染导致高假阳性率。定量的微生物需要定量的 PCR，在最近的研究中允许使用大量的引物，但是，此方法必须提取模板 DNA，且 DNA 的提取过程受到样本的限制。不需模板 DNA 提取的直接 PCR，使用特殊的聚合酶，可用于微生物的检测。有研究使用改良的 DNA 提取方法，能在 8h 内检测出真菌病原体。

三、FK 的治疗

1. 药物治疗　目前为止，只有咪唑类和聚烯类在 FK 的治疗中被广泛使用。微生物生物膜对抗菌药物耐药至关重要。合适的抗真菌制剂是必要的。

那他霉素的抗菌谱广，抗真菌活性强，在低浓度下是安全且有效的。现阶段，抗烟曲霉菌和茄病镰刀菌那他霉素被认为是最有效的局部药物制剂，但是对假丝酵母菌覆盖不够，而且，那他霉素因为很强的基质侵入只能局部使用。伏立康唑有更广的抗菌谱，能覆盖丝状真菌和假丝酵母菌，可作为另一种选择。在对局部那他霉素耐药的病例中，伏立康唑作为那他霉素的辅助用药有很好的渗透性。有文献表明，伏立康唑在前房积脓患者的渗透性不高。那他霉素比伏立康唑在 FK 中更有效，特别是茄病镰刀菌感染。那他霉素的预后比伏立康唑要好。对那他霉素的敏感性和溃疡大小有关。对伏立康唑的敏感性不影响预后。

两性霉素 B 是烟曲霉菌和假丝酵母菌的选择，但对丝状真菌活性不强。两性霉素 B 的不良反应是对其他细胞毒性很强，因此当有其他药物可用时它不作为首选。基质内注射两性霉素 B 对较深的严重病例能作为辅助用药。对常规用药耐药的患者，前房注射两性霉素 B（ICAMB）是安全的。但是单独使用 ICAMB 无效。研究表明，对丝状真菌导致的眼内炎，玻璃体内联合两性霉素 B 和伏立康唑可作为一种新的选择。

氟康唑不良反应小，渗透性强。0.2% 氟康唑和 5% 那他霉素联合是有效的。对常规抗真菌制剂不敏感的患者，结膜下注射氟康唑是有效的，但是，氟康唑对丝状真菌覆盖力不强。泊沙康唑对耐药的镰刀菌和拟青霉菌属是有效的。

注射方式对药物的疗效很重要。前房注射和基质内注射抗真菌药物被证明有效。基质内注射应当被应用到严重、耐药的角膜炎中。

伏立康唑和伊曲康唑的脂质体制剂有更好的抗真菌效果，在 FK 中有效。伏立康唑水样制剂有很好的渗透性，能在 FK 的治疗中局部使用。

特比萘酚在皮肤真菌疾病中是一种有效的抗真菌药物，它也能在角膜上抑制真菌生长。在丝状真菌角膜炎中，局部应用特比萘酚有效。他克莫司（FK506）是一种新型免疫抑制剂，能抑制真菌引起的炎症。卡泊芬净眼液是 FK 治疗的选择，但是还需更多的试验验证其疗效。局部应用米卡芬净能抑制 β-（13）-葡聚糖，可能对 FK 中有效。

2. 角膜胶原交联 CXL 最近被认为是一种有前景的治疗方法，对于耐药的角膜炎，定义为 PACK-CXL。PACK-CXL 能作为对耐药 FK 的辅助治疗。CXL 是一种快速、有效、便宜的方法，能减少病原体，但不具有特异性。在深基质层病例中 CXL 并不提高疗效，反而导致穿孔率增高。PACK-CXL 抗真菌疗效的评估还需要更多的研究。

3. 治疗性的手术干预 穿透性角膜移植术（penetrating keratoplasty，PK）是最常见的治疗性手术。PK 早期的手术管理是必要的。PK 对其他治疗耐受的感染性、非感染性疾病是一种有效的治疗方法。通过手术移除被感染组织对视力是很重要的。板层角膜移植术（lamellar keratoplasty，LK）和深板层角膜移植术（deep anterior lamellar keratoplasty，DALK）适用于没有侵入到深层角膜的感染。使用大泡技术的 DALK 对于耐药的 FK 可能有效。脱细胞猪角膜基质（acellular porcine corneal stroma，APCS）移植在 LK 中是安全有效的。移植的排斥、再感染、继发性青光眼概率增高，对于耐药的 FK，角膜移植术依旧是有效的方法。羊膜移植术（amniotic membrane transplantation，AMT）可以作为预防 PK 再感染的权宜之计。

4. 新方法 有研究使用新型的冷冻疗法和抗真菌制剂的联合治疗 FK 溃疡发现，冷冻疗法对溃疡是有疗效的。玫瑰红光动力疗法（rose bengal-mediated photodynamic therapy，PDT）能抑制真菌生长。这可能有助于感染性角膜炎的治疗。随着 VDR 在固有免疫中作用逐渐被发现，提供了一个 FK 治疗的新靶点。全反式维甲酸（all-trans retinoic acids，ATRA）有抗感染和免疫调节作用。但是，把新靶点投入临床使用很困难，还需要进一步研究。

近来的研究揭示了 FK 更深层次的发病机制。现阶段的诊断方法和药物还不够有效，为了更好的预后，更新、更有效、更有前景的方法迫在眉睫。例如免疫治疗、物理治疗吸引了越来越多的关注。但是，为了找到新方法，达到控制感染的目的，开展相关临床试验是必要的。

参考文献

［1］Hu J, Hu Y, Chen S, et al. Role of activated macrophages in experimental Fusarium solani keratitis. Exp Eye Res, 2014, 129：57-65.

［2］Karthikeyan RS, Leal SM Jr, Prajna NV, et al. Expression of innate and adaptive immune mediators in human corneal tissue infected with Aspergillus or

fusarium. J Infect Dis, 2011, 204（6）：942-950.

［3］Zhu CC, Zhao GQ, Lin J, et al. Dectin-1 agonist curdlan modulates innate immunity to Aspergillus fumigatus in human corneal epithelial cells. Int J Ophthalmol, 2015, 8（4）：690-966.

［4］ Xu Q, Zhao GQ, Lin J, et al. Role of Dectin-1 in the innate immune response of rat corneal epithelial cells to Aspergillus fumigatus. BMC Ophthalmol, 2015, 15：126

［5］ Qu X, Che C, Gao A, et al. Association of Dectin-1 and DC-SIGN gene single nucleotide polymorphisms with fungal keratitis in the northern Han Chinese population. Mol Vis, 2015, 21：391-402.

［6］ Huang W, Ling S, Jia X, et al. Tacrolimus (FK506) suppresses TREM-1 expression at an early but not at a late stage in a murine model of fungal keratitis. PLoS One, 2014, 9 (12)：e114386.

［7］ Wu J, Zhang Y, Xin Z, et al. The crosstalk between TLR2 and NOD2 in Aspergillus fumigatus keratitis. Mol Immunol, 2015, 64 (2)：235-243.

［8］ Jiang N, Zhao G, Lin J, et al. Indoleamine 2, 3-dioxygenase is involved in the inflammation response of corneal epithelial cells to Aspergillus fumigatus infections. PLoS One, 2015, 10 (9)：e0137423.

［9］ Wu X, Zhao G, Lin J, et al. The production mechanism and immunosuppression effect of pulmonary surfactant protein D via toll like receptor 4 signaling pathway in human corneal epithelial cells during Aspergillus fumigatus infection. Int Immunopharmacol, 2015, 29 (2)：433-439.

［10］ Li C, Zhao G, Che C, et al. The role of LOX-1 in innate immunity to Aspergillus fumigatus in corneal epithelial cells. Invest Ophthalmol Vis Sci, 2015, 56 (6)：3593-3603.

［11］ Pandey RK, Yu FS, Kumar A. Targeting toll-like receptor signaling as a novel approach to prevent ocular infectious diseases. Indian J Med Res, 2013, 138 (5)：609-619.

［12］ Che CY, Li C, Gao A, et al. Dectin-1 expression at early period of Aspergillus fumigatus infection in rat's corneal epithelium. Int J Ophthalmol, 2013, 6 (1)：30-33.

［13］ Gornik K, Moore P, Figueiredo M, et al. Expression of toll-like receptors 2, 3, 4, 6, 9, and MD-2 in the normal equine cornea, limbus, and conjunctiva. Vet Ophthalmol, 2011, 14 (2)：80-85.

［14］ Santacruz C, Linares M, Garfias Y, et al. Expression of IL-8, IL-6 and IL-1β in tears as a main characteristic of the immune response in human microbialkeratitis. Int J Mol Sci, 2015, 16 (3)：4850-4864.

［15］ Leal SM Jr, Pearlman E. The role of cytokines and pathogen recognition molecules in fungal keratitis-Insights from human disease and animal models. Cytokine, 2012, 58 (1)：107-111.

［16］ Ansari Z, Miller D, Galor A. Current thoughts in fungal keratitis：diagnosis and treatment. Curr Fungal Infect Rep, 2013, 7 (3)：209-218.

［17］ Zhao G, Zhai H, Yuan Q, et al. Rapid and sensitive diagnosis of fungal keratitis with direct PCR without template DNA extraction. Clin Microbiol Infect, 2014, 20 (10)：776-782.

［18］ Lan L, Wang FY, Zeng G. Staining with methylthioninium chloride for the diagnosis of fungal keratitis. Exp Ther Med, 2013, 6 (5)：1229-1232.

［19］ Ledbetter EC, Norman ML, Starr JK. In vivo confocal microscopy for the detection of canine fungal keratitis and monitoring of therapeutic response. Vet Ophthalmol, 2016, 19 (3)：220-229.

［20］ van Diepeningen AD, Brankovics B, Iltes J, et al. Diagnosis of fusarium infections：approaches to identification by the clinical mycology laboratory. Curr Fungal Infect Rep, 2015, 9 (3)：135-143.

［21］ Thomas PA, Kaliamurthy J. Mycotic keratitis：epidemiology, diagnosis and management. Clin Microbiol Infect, 2013, 19 (3)：210-220.

［22］ Diongue K, Sow AS, Nguer M, et al. Keratomycosis due to Fusarium oxysporum treated with the combination povidone iodine eye drops and oral fluconazole. J Mycol Med, 2015, 25 (4)：e134-e137.

［23］ Wu H, Ong ZY, Liu S, et al. Synthetic β-sheet forming peptide amphiphiles for treatment of fungal keratitis. Biomaterials, 2015, 43：44-49.

［24］ Neoh CF, Daniell M, Chen SC, et al. Clinical utility of caspofungin eye drops in fungal keratitis. Int J Antimicrob Agents, 2014, 44 (2)：96-104.

［25］ Thomas PA, Kaliamurthy J. Mycotic keratitis：epidemiology, diagnosis and management. Clin Microbiol Infect, 2013, 19 (3)：210-220.

［26］ Solanki S, Rathi M, Khanduja S, et al. Recent

trends：medical management of infectious keratitis. J Ophthalmol, 2015, 8 (2)：83−85.

[27] Qiu S, Zhao GQ, Lin J, et al. Natamycin in the treatment of fungal keratitis：a systematic review and Meta-analysis. Int J Ophthalmol, 2015, 8 (3)：597−602.

[28] Kamoshita M, Matsumoto Y, Nishimura K, et al. Wickerhamomyces anomalus fungal keratitis responds to topical treatment with antifungal micafungin. J Infect Chemother, 2015, 21 (2)：141−143.

[29] Huang W, Ling S, Jia X, et al. Tacrolimus (FK506) suppresses TREM-1 expression at an early but not at a late stage in a murine model of fungalkeratitis. PLoS One, 2014, 9 (12)：e114386.

[30] Cong L, Xia YP, Zhao GQ, et al. Expression of vitamin D receptor and cathelicidin in human corneal epithelium cells during fusarium solani infection. Int J Ophthalmol, 2015, 8 (5)：866−871.

[31] Tayapad JB, Viguilla AQ, Reyes JM. Collagen cross-linking and corneal infections. Curr Opin Ophthalmol, 2013, 24 (4)：288−290.

[32] Papaioannou L, Miligkos M, Papathanassiou M. Corneal collagen cross-linking for infectious keratitis：a systematic review and meta-analysis. Cornea, 2016, 35 (1)：62−71.

[33] Hafezi F, Randleman JB. PACK-CXL：defining CXL for infectious keratitis. J Refract Surg, 2014, 30 (7)：438−439.

[34] Li Z, Jhanji V, Tao X, et al. Riboflavin/ultravoilet light-mediated crosslinking for fungal keratitis. Br J Ophthalmol, 2013, 97 (5)：669−671.

[35] Bilgihan K, Kalkanci A, Ozdemir HB, et al. Evaluation of antifungal efficacy of 0.1% and 0.25% riboflavin with UVA：a comparative in vitro study. Curr Eye Res, 2015, 7：1−7.

[36] Zhao G, Li S, Zhao W, et al. Phage display against corneal epithelial cells produced bioactive peptides that inhibit Aspergillus adhesion to the corneas. PLoS One, 2012；7 (3)：e33578.

[37] Leal SM Jr, Pearlman E. The role of cytokines and pathogen recognition molecules in fungal keratitis-Insights from human disease and animal models. Cytokine, 2012, 58 (1)：107−111.

[38] Hu LT, Du ZD, Zhao GQ, et al. Role of TREM-1 in response to Aspergillus fumigatus infection in corneal epithelial cells. Int Immunopharmacol, 2014, 23 (1)：288−293.

[39] Guo H, Gao J, Wu X. Toll-like receptor 2 siRNA suppresses corneal inflammation and attenuates Aspergillus fumigatus keratitis in rats. Immunol Cell Biol, 2012, 90 (3)：352−357.

[40] Zhang XY, Wu XY, Gao L. Pretreatment with lipopolysaccharide modulates innate immunity in corneal fibroblasts challenged with Aspergillus fumigatus. Innate Immun, 2011, 17 (3)：237−244.

[41] Taylor PR, Roy S, Leal SM Jr, et al. Activation of neutrophils by autocrine IL-17A-IL-17RC interactions during fungal infection is regulated by IL-6, IL-23, RORγt and dectin-2. Nat Immunol, 2014, 15 (2)：143−151.

[42] Che CY, Li XJ, Jia WY, et al. Early expression of surfactant proteins D in Fusarium solani infected rat cornea. Int J Ophthalmol, 2012, 5 (3)：297−300.

[43] Hu LT, Du ZD, Zhao GQ, et al. TREM-1 expression in rat corneal epithelium with Aspergillus fumigatus infection. Int J Ophthalmol, 2015, 8 (2)：222−227.

[44] Kimura K, Orita T, Nomi N, et al. Identification of common secreted factors in human corneal fibroblasts exposed to LPS, poly (I：C), or zymosan. Exp Eye Res, 2012, 96 (1)：157−162.

[45] Zhou HY, Zhong W, Zhang H, et al. Potential role of nuclear receptor ligand all-trans retinoic acids in the treatment of fungal keratitis. Int J Ophthalmol, 2015, 8 (4)：826−832.

[46] Karthikeyan RS, Vareechon C, Prajna NV, et al. Interleukin 17 expression in peripheral blood neutrophils from fungal keratitis patients and healthy cohorts in southern India. J Infect Dis, 2015, 211 (1)：130−134.

[47] Taylor PR, Leal SM Jr, Sun Y, et al. Aspergillus and Fusarium corneal infections are regulated by Th17 cells and IL-17-producing neutrophils. J Immunol, 2014, 192 (7)：3319−3327.

[48] Zhang H, Li H, Li Y, et al. IL-17 plays a central role in initiating experimental Candida albicans

infection in mouse corneas. Eur J Immunol, 2013, 43 (10): 2671-2682.

[49] Leal SM Jr, Vareechon C, Cowden S, et al. Fungal antioxidant pathways promote survival against neutrophils during infection. J Clin Invest, 2012, 122 (7): 2482-2498.

[50] Chen H, Zheng Z, Chen P, et al. Inhibitory effect of extracellular polysaccharide EPS-II from Pseudoalteromonas on Candida adhesion to cornea in vitro. Biomed Environ Sci, 2012, 25 (2): 210-215.

[51] Li N, Che CY, Hu LT, et al. Effects of COX-2 inhibitor NS-398 on IL-10 expression in rat fungal keratitis. Int J Ophthalmol, 2011, 4 (2): 165-169.

[52] Jiang X, McClellan SA, Barrett RP, et al. VIP and growth factors in the infected cornea. Invest Ophthalmol Vis Sci, 2011, 52 (9): 6154-6161.

[53] Jiang X, McClellan SA, Barrett RP, et al. Vasoactive intestinal peptide downregulates proinflammatory TLRs while upregulating anti-inflammatory TLRs in the infected cornea. J Immunol, 2012, 189 (1): 269-278.

[54] Kolar SS, Baidouri H, Hanlon S, et al. Protective role of murine β-defensins 3 and 4 and cathelin-related antimicrobial peptide in Fusarium solanikeratitis. Infect Immun, 2013, 81 (8): 2669-2677.

[55] Gao N, Yu FS. Chitinase 3-like 1 promotes Candida albicans Killing and preserves corneal structure and function by controlling host antifungal responses. Infect Immun, 2015, 83 (10): 4154-4164.

[56] Boomiraj H, Mohankumar V, Lalitha P, et al. Human corneal MicroRNA expression profile in fungal keratitis. Invest Ophthalmol Vis Sci, 2015, 56 (13): 7939-7946.

[57] Villani E, Baudouin C, Efron N, et al. In vivo confocal microscopy of the ocular surface: from bench to bedside. Curr Eye Res, 2014, 39 (3): 213-231.

[58] He D, Hao J, Gao S, et al. Etiological analysis of fungal keratitis and rapid identification of [redominant fungal pathogens. Mycopathologia, 2016, 181 (1-2): 75-82.

[59] Mukherjee PK, Chandra J, Yu C, et al.

Characterization of fusarium keratitis outbreak isolates: contribution of biofilms to antimicrobial resistance andpathogenesis. Invest Ophthalmol Vis Sci, 2012, 53 (8): 4450-4457.

[60] Aparicio JF, Barreales EG, Payero TD, et al. Biotechnological production and application of the antibiotic pimaricin: biosynthesis and its regulation. Appl Microbiol Biotechnol, 2016, 100 (1): 61-78.

[61] Troke P, Obenga G, Gaujoux T, et al. The efficacy of voriconazole in 24 ocular Fusarium infections. Infection, 2013, 41 (1): 15-20.

[62] Spierer O, Dugar J, Miller D, et al. Comparative antifungal susceptibility analysis of Candida albicans versus non-albicans Candida corneal isolates. Cornea, 2015, 34 (5): 576-579.

[63] Ramakrishnan T, Constantinou M, Jhanji V, et al. Factors affecting treatment outcomes with voriconazole in cases with fungal keratitis. Cornea, 2013, 32 (4): 445-449.

[64] Sharma S, Das S, Virdi A, et al. Re-appraisal of topical 1% voriconazole and 5% natamycin in the treatment of fungal keratitis in a randomised trial. Br J Ophthalmol, 2015, 99 (9): 1190-1195.

[65] Prajna NV, Krishnan T, Mascarenhas J, et al. The mycotic ulcer treatment trial: a randomized trial comparing natamycin vs voriconazole. JAMA Ophthalmol, 2013, 131 (4): 422-429.

[66] McDonald EM, Ram FS, Patel DV, et al. Effectiveness of topical antifungal drugs in the management of fungal keratitis: a systematic review and meta-analysis of randomized controlled trials. Asia Pac J Ophthalmol (Phila), 2014, 3 (1): 41-47.

[67] Sun CQ, Lalitha P, Prajna NV, et al. Association between in vitro susceptibility to natamycin and voriconazole and clinical outcomes in fungalkeratitis. Ophthalmology, 2014, 121 (8): 1495-1500.

[68] Kothari SG, Kothari RS. Successful treatment of fusarium keratitis after photo refractive keratectomy. Indian J Ophthalmol, 2014, 62 (5): 661.

[69] Qu L, Li L, Xie H. Toxicity and pharmacokinetics of intrastromal injection of amphotericin B in a rabbit model. Curr Eye Res, 2014, 39 (4): 340-347.

［70］Sharma B, Kataria P, Anand R, et al. Efficacy profile of intracameral amphotericin B. The often forgotten step. Asia Pac J Ophthalmol（Phila）, 2015, 4（6）: 360-366.

［71］Gong H, Gong X. Combined application of 5% natamycin and 0.2% fluconazole for the treatment of fungal keratitis. Eye Sci, 2013, 28（2）: 84-87.

［72］Tsai SH, Lin YC, Hsu HC, et al. Subconjunctival injection of fluconazole in the treatment of fungal alternaria keratitis. Ocul Immunol Inflamm, 2015, 24: 1-4.

［73］Rajaraman R, Bhat P, Vaidee V, et al. Topical 5% natamycin with oral ketoconazole in filamentous fungal keratitis: a randomized controlled trial. Asia Pac J Ophthalmol（Phila）, 2015, 4（3）: 146-150.

［74］Arnoldner MA, Kheirkhah A, Jakobiec FA, et al. Successful treatment of *Paecilomyces lilacinus* keratitis with oral posaconazole. Cornea, 2014, 33（7）: 747-749.

［75］Altun A, Kurna SA, Sengor T, et al. Effectiveness of posaconazole in recalcitrant fungal keratitis resistant to conventional antifungal drugs. Case Rep Ophthalmol Med, 2014, 2014: 701653.

［76］Cavallini GM, Ducange P, Volante V, et al. Successful treatment of Fusarium keratitis after photo refractive keratectomy. Indian J Ophthalmol, 2013, 61（11）: 669-671.

［77］Lekhanont K, Nonpassopon M, Nimvorapun N, et al. Treatment with intrastromal and intracameral voriconazole in 2 eyes with *Lasiodiplodia theobromae* keratitis: case reports. Medicine（Baltimore）, 2015, 94（6）: e541.

［78］Mimouni M, Tam G, Paitan Y, et al. Safety and efficacy of intrastromal injection of 5% natamycin in experimental fusarium keratitis. J Ocul Pharmacol Ther, 2014, 30（7）: 543-547.

［79］Leal AF, Leite MC, Medeiros CS, et al. Antifungal activity of a liposomal itraconazole formulation in experimental Aspergillus flavus keratitis with endophthalmitis. Mycopathologia, 2015, 179（3-4）: 225-229.

［80］Pahuja P, Kashyap H, Pawar P. Design and evaluation of HP-β-CD based voriconazole formulations for ocular drug delivery. Curr Drug Deliv, 2014, 11（2）: 223-232.

［81］Chan E, Snibson GR, Sullivan L. Treatment of infectious keratitis with riboflavin and ultraviolet-A irradiation. J Cataract Refract Surg, 2014, 40（11）: 1919-1925.

［82］Saǧlk A, Uçakhan OO, Kanpolat A. Ultraviolet A and riboflavin therapy as an adjunct in corneal ulcer refractory to medical treatment. Eye Contact Lens, 2013, 39（6）: 413-415.

［83］Said DG, Elalfy MS, Gatzioufas Z, et al. Collagen cross-linking with photoactivated riboflavin（PACK-CXL）for the treatment of advanced infectiouskeratitis with corneal melting. Ophthalmology, 2014, 121（7）: 1377-1382.

［84］Skaat A, Zadok D, Goldich Y, et al. Riboflavin/UVA photochemical therapy for severe infectious keratitis. Eur J Ophthalmol, 2014, 24（1）: 21-28.

［85］Richoz O, Moore J, Hafezi F, et al. Corneal cross-linking as an adjuvant therapy in the management of recalcitrant deep stromal fungal keratitis: a randomized trial. Am J Ophthalmol, 2015, 160（3）: 616-617.

［86］Uddaraju M, Mascarenhas J, Das MR, et al. Corneal cross-linking as an adjuvant therapy in the management of recalcitrant deep stromal fungal keratitis: a randomized trial. Am J Ophthalmol, 2015, 160（1）: 131-134.

［87］Tabibian D, Richoz O, Riat A, et al. Accelerated photoactivated chromophore for keratitis-corneal collagen cross-linking as a first-line and soletreatment in early fungal keratitis. J Refract Surg, 2014, 30（12）: 855-857.

［88］Yalniz-Akkaya Z, Burcu A, Doǧan E, et al. Therapeutic penetrating keratoplasty for infectious and non-infectious corneal ulcers. Int Ophthalmol, 2015, 35（2）: 193-200.

［89］Kepez Yildiz B, Hasanreisoglu M, Aktas Z, et al. Fungal keratitis secondary to Scedosporium apiospermum infection and successful treatment with surgical and medical intervention. Int Ophthalmol, 2014, 34（2）: 305-308.

［90］Zhang MC, Liu X, Jin Y, et al. Lamellar keratoplasty treatment of fungal corneal ulcers with acellular porcine corneal stroma. Am J Transplant, 2015, 15（4）: 1068-1075.

［91］Barut Selver O, Egrilmez S, Palamar M, et al. Therapeutic corneal transplant for fungal keratitis refractory to medical therapy. Exp Clin Transplant, 2015, 13（4）: 355-359.

［92］Arboleda A, Miller D, Cabot F, et al. Assessment of rose bengal versus riboflavin photodynamic therapy for inhibition of fungal keratitis isolates. Am J Ophthalmol, 2014, 158（1）: 64-70.

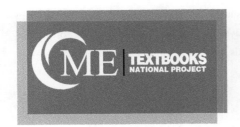

功能性眼病诊治新技术创新与临床应用新进展

吕　帆　沈梅晓　朱德喜　陈　绮　袁一民　陶爱珠
崔乐乐　李　明　胡　亮　毛欣杰　姜　珺
温州医科大学附属眼视光医院

第20章

　　功能性眼病是一大类导致视觉功能障碍和视力残疾的疾病，主要包括干眼、视频终端综合征、屈光不正（近视、远视、散光等）等，是目前世界上发病率最高的眼科疾病，严重影响民众的生活质量。早期诊断、早期干预是减少此类眼科疾病所导致的视力致残、致盲，提高人们生活质量的关键。因为人眼具有结构精致、微小且通透等固有解剖特点以及眼结构形态与功能表达内在关系的研究瓶颈，导致现有功能性眼病的诊疗技术与应用仍存在诸多关键问题没有解决，从而制约了临床发展，导致误诊、漏诊率较高。

　　本项目组发挥眼科医学与光学工程学科交叉的团队优势，历经15年攻关研究，从临床最常见的功能性眼病问题出发，开展"眼成像"方面的技术创新，形成临床方法，探索疾病机制，提升临床诊治过程中"早期诊断"和"安全监控"，由此全面提升了功能性眼病的诊治和科学认知水平。

一、主要研究内容和创新点

　　1. 创建泪液和泪膜高分辨率形态学检测和参数分析的新技术，建立定量的干眼早期诊断指标依据。从检查和分析技术创新入手，以高分辨结构和形态表达泪液、泪膜及其动力学变化，创建了以光学相干断层扫描（optical coherence tomography，OCT）为主要影像学手段的非侵犯式且客观的干眼早期诊断评估体系，揭示各种类型干眼病变的特征和规律，提出以"泪新月"作为干眼早期诊断的指标。该技术方法客观、精确、无损且易推广，具有创新性和临床价值。经临床应用，证实可提高临床干眼检出率并为干眼问题的干预提供了理论基础和技术方法。

　　2. 创建角膜微观结构形态检测及分析系统，建立客观的角膜安全监控指标。创建在体角膜细微结构形态学检测新技术和临床方法学，建立在体接触镜配戴角膜安全评估体系，并创立基于"上皮和角膜瓣愈合"定性、定量分析技术以及相关的角膜屈光手术安全监控指标分析方法，经临床应用，将近视矫治及手术相关的并发症发生率及"潜在"风险降至最低，有效提升近视矫治的安全性及有效性。

　　3. 以晶状体高分辨率活体形态检测和参数分析为技术核心，提出以"人工晶状体-后囊"间隙为客观定量的白内障、后发性白内障的预测指标。以晶状体高分辨率活体形态检测和参数分析为技术核心，研究了老视发生、发展的机制，确定了发生老视的时间转折点和功能关联，为临床老视矫治的功能评估提供了理论基础，也为未来老视的干预设计提供了技术平台。以"人工晶状体-后囊"间隙为客观定量的白内障、后发性白内障预测指标，阐述白内障复发的机制，为未来干预白内障复发提供了科学基础。

4. 率先实现眼调节形态与功能实时同步检测技术，发现"视觉需求变化–晶状体形态–眼调节–临床功能"具有相关性，在人眼功能性疾病的发生、发展机制方面有所突破。眼调节反应与青少年迟发性近视的具有相关性，为探索机制，整合超长扫描深度 OCT、波前像差仪、调节反应测量仪和动态视标系统，实现了调节过程中晶状体形态、调节反应和视网膜像质的实时同步检测，创新解决了人眼调节实时监控的技术瓶颈，深入探索出调节与近视关系的调控环存在的机制，并探索双眼平衡、视觉疲劳、视屏综合征等量大面广的眼功能性疾病的机制和干预。

二、研究项目的推广

本项目通过学科和温州医科大学附属眼视光医院影响力优势在全国范围内推广，包括主办 6 届全国学术会议、53 期国家级继续教育学习班以及每年在全国各级学术会议和学习班进行专题讲座（40~50 次）等，取得了显著效果。本项目获得 2015 年度浙江省科技进步奖一等奖和浙江省医药卫生科技奖一等奖。课题组共发表 172 篇论文，其中科学引文索引（SCI）收录论文 68 篇，发表的论文数量占国际上同领域文章总数的 80%。申请发明专利 8 项，其中已获授权发明专利 6 项。在美国眼科协会年会等国际学术会议上被作为大会发言或其他交流论文 4~5 篇。

三、项目的研究及推广意义

创新的高性能光学成像技术显著提高了人眼精细结构和病变的测绘能力，利用创新技术平台建立的诊断指标和安全评估体系，极大地提高了功能性眼病的早期诊断准确率以及诊疗的安全性和有效性，使我国功能性眼病诊疗水平从沿用国外技术上升到了技术引领，为我国功能性眼病的诊治和科研构筑了坚实的平台。本项目创建的眼调节形态与功能实时同步检测技术，首次实现人眼晶状体形态与功能的实时同步表达，解决眼功能疾病等相关的临床问题。本项目形成的早期诊断和监控指标经临床验证及推广应用，进一步提高了我国功能性眼病的早期诊治能力和视觉康复覆盖率，具有重大的社会效益。

参考文献

［1］Shen M, Li J, Wang J, et al. Upper and lower tear menisci in the diagnosis of dry eye. Invest Ophthalmol Vis Sci, 2009, 50 (6)：2722-2726.

［2］Zhang X, Chen Q, Chen W, et al. Tear dynamics and corneal confocal microscopy of subjects with mild self-reported office dry eye. Ophthalmology, 2011, 118 (5)：902-907.

［3］Chen Q, Wang J, Shen M, et al. Lower volumes of tear menisci in contact lens wearers with dry eye symptoms. Inves Ophthalmol Vis Sci, 2009, 50 (7)：3159-3163.

［4］Chen F, Shen M, Chen W, et al. Tear meniscus volume in dry eye after punctal occlusion. Investi Ophthalmol Vis Sci, 2010, 51 (4)：1965-1969.

［5］Chen F, Wang J, Chen W, et al. Upper punctual occlusion versus lower punctal occlusion in dry eye. Invest Ophthalmol Vis Sci, 2010, 51 (11)：5571-5577.

［6］Chen Q, Zhang X, Cui L, et al. Upper and lower tear menisci in Sjogren' syndrome dry eye. Invest Ophthalmol Vis Sci, 2011, 52 (13)：9373-9378.

［7］Chen Q, Wang J, Shen M, et al. Tear menisci and ocular discomfort during daily contact lens wear in symptomatic wearers. Invest Ophthalmol Vis Sci, 2011, 52 (5)：2175-2180.

[8] Chen Q, Wang J, Tao A, et al. Ultrahigh-resolution measurement by optical coherence tomography of dynamic tear film changes on contact lenses. Investi Ophthalmol Vis Sci, 2010, 51 (4): 1988-1993.

[9] Lian Y, Shen M, Jiang J, et al. Vertical and horizontal thickness profiles of the corneal epithelium and Bowman's layer after orthokeratology. Invest Ophthalmol Vis Sci, 2013; 54 (1): 691-696.

[10] Ge L, Yuan Y, Shen M, et al. The role of axial resolution of optical coherence tomography on the measurement of corneal and epithelial thickness. Investi Ophthalmol Vis Sci, 2013, 54 (1): 746-755.

[11] Hu L, Wang Q, Yu P, et al. The influence of intraocular pressure on wavefront aberrations in patients undergoing laser-assisted in situ keratomileusis. Invest Ophthalmol Vis Sci, 2013, 54 (8): 5527-5534.

[12] Tao A, Lu P, Li J, et al. High resolution OCT quantitative analysis of the space between the IOL and the posterior capsule during the early cataract postoperative period. Invest Ophthalmol Vis Sci, 2013, 54 (10): 6991-6997.

[13] Xu J, Bao J, Deng J, et al. Dynamic changes in ocular Zernike aberrations and tear menisci measured with a wavefront sensor and an anterior segment OCT. Invest Ophthalmol Vis Sci, 2011, 52 (8): 6050-6056.

[14] Yuan Y, Shao Y, Tao A, et al. Ocular anterior segment biometry and high-order wavefront aberrations during accommodation. Invest Ophthalmol Vis Sci, 2013, 54 (10): 7028-7037.

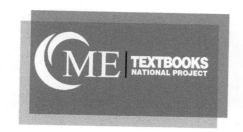

眼视光工程技术及产业化发展

第21章

陈 浩 刘党会 胡 亮 王勤美 吕 帆 瞿 佳

温州医科大学附属眼视光医院

视觉健康是世界卫生组织（WHO）关于人体健康的十项标准之一。无论在美欧等发达国家，还是在我国，视觉健康都是庞大的医疗需求，这催生了量大面广、高技术含量的眼视光诊疗产品；反过来，这些产品的研发又为人们提供了更高质量的医疗保健服务，提高了眼视光诊疗水平，促使眼视光学医疗水平和眼视光行业产业并行发展。

近年来，国家一直大力发展医疗器械产业。在国家各项政策的支持推动下，眼视光学组积极开展眼视光工程技术及产业化研究，促进科技成果转化与应用，先后成立了现代眼视光技术与装备教育部工程研究中心和国家眼视光工程技术研究中心（以下简称工程中心）。工程中心充分利用国内眼视光学的优势资源，积极开展工程技术研究衔接产业工作，一批科技型企业通过与高校建立战略合作，已经掌握了部分关键设备的核心技术，在激光、超声、生物医药、眼内置入材料等方面取得了包括产品、专利等在内的一系列转化成果。

2016年，科技部发布85项国家重点医疗器械科技成果转化推广名单，准分子激光角膜屈光治疗机、角膜地形图仪、超声生物显微镜（ultrasound biomicroscopy，UBM）等8项眼视光科技成果名列其中。自准分子激光技术应用于屈光手术近30年以来，该项技术一直为欧、美、日等发达国家所垄断，准分子激光治疗设备基本依赖进口，我国没有自主知识产权。经过瞿佳科研团队近5年的技术攻关，创新地完成了我国首台核心技术具有自主知识产权的准分子激光屈光治疗设备的研发，并获得国家食品药品管理局第Ⅲ类医疗器械产品注册证书。该项目为国内首次在眼科中高端诊疗及医用激光设备领域的自主创新，核心技术达到国际先进水平，温医雷赛公司成为全球少数几家掌握该项技术的高端医疗器械研发企业之一。

在国际合作交流方面，眼视光学组积极与国外规模较大的眼视光产业公司进行实质性合作，开展成果转化和产业化试点工作，取得了良好的效果和成果。如与依视路集团联合创建了中法国际联合研究中心，重点研究临床个性化矫正关键技术及临床转化，已引进外方关键技术1项，利用外方关键技术4项。与日本MENICON株式会社在硬性角膜接触镜（rigid gas permeable contact lens，RGP）方面开展研究合作，结合中国青少年眼部主要参数，针对性地设计RGP镜片的关键参数，建立了具有自主知识产权的RGP镜片设计和生产标准，使之更加符合中国人的个体化配戴，同时建立RGP镜片材料表面等离子膜化技术体系，提升镜片的总体光学性能和实际应用效果，已在产业化公司实现成果转化。

鉴于眼视光产品的特殊性，即需要通过医疗服务的过程才能得到正确和有效的使用，国家眼视光工程技术研究中心坚持以"视觉医疗需求—科研开发—成果转化—市场应用"为主线，除了工程技术研究和产业化，眼视光学组更加大了在相关临床诊疗规范的制定和推广方面（例如视力检查国家标准、眼视光诊疗规范专家共识，相关内容等）的工作力度，积极研究和推进临床规范制定和达成专家共识。包括：①新标准对数视力表国家标准（GB11533-2011）于 2011 年 12 月 30 日正式颁布，于 2012 年 5 月 1 日开始启用；②2012 年发布了《硬性透气性接触镜临床验配专家共识（2012 年）》；③2013 年发布了《软性接触镜临床验配使用共识（2013 年）》；④2014 年《视疲劳诊疗专家共识（2014 年）》在《中华眼视光学与视觉科学杂志》发表；⑤2016 年《我国飞秒激光小切口角膜基质透镜取出手术规范专家共识（2016 年）》在《中华眼科杂志》上发表。同时，充分利用国家级继续教育基地等平台及各种学术会议，规范眼视光的临床诊疗，提高眼视光产品的使用率，提高眼视光诊疗的水平，为人们提供更全面、更高质量的视觉医疗服务，惠及千家万户。

参考文献

［ 1 ］中华医学会眼科学分会眼视光学组. 硬性透气性接触镜临床验配专家共识（2012 年）. 中华眼科杂志，2012，48（5）：467-469.

［ 2 ］中华医学会眼科学分会眼视光学组. 软性接触镜临床验配使用共识（2013 年）. 中华眼科杂志，2013，49（4）：374-376.

［ 3 ］中华医学会眼科学分会眼视光学组. 视疲劳诊疗专家共识（2014 年）. 中华眼视光学与视觉科学杂志，2014，16（7）：386-387.

［ 4 ］中华医学会眼科学分会眼视光学组. 我国飞秒激光小切口角膜基质透镜取出手术规范专家共识（2016 年）. 中华眼科杂志，2016，52（1）：15-21.

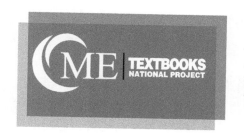

角膜上皮基底细胞及基底膜研究新进展

曲景灏　孙旭光

首都医科大学附属北京同仁医院　北京同仁眼科中心
北京市眼科研究所　眼科学与视觉科学重点实验室

第 *22* 章

　　整个角膜上皮层由细胞层及基底膜组成，细胞层由内向外的三层细胞组成，即基底细胞、翼状细胞层和表层细胞。基底细胞位于角膜上皮细胞层的最底层，为一单层柱状上皮细胞。细胞质内含有由角蛋白构成的中间丝，该结构在基底细胞分泌基底膜（basement membranes，BM）中起到重要作用。糖尿病及眼科手术后（如白内障、屈光手术）发生的角膜上皮功能障碍，均与基底细胞的异常密切有关。

　　基底膜位于基底细胞下，是角膜上皮细胞的产物，是一种高度特异的细胞外基质，由透明层与致密层组成，向上与基底细胞连接，向下与前弹力层连接紧密，后者又与角膜浅基质层连接，在角膜上皮更新及损伤后修复中起到重要的"桥梁"作用。基底细胞的底部通过半桥粒与基底膜连接，基底膜则通过连接复合体与前弹力层紧密相连。临床上常见的外伤后反复性角膜上皮病变、角膜营养不良、大泡性角膜病变及圆锥角膜等的发病均与基底膜的功能异常有关。

一、角膜上皮基底细胞

（一）基底细胞形态与结构

　　角膜上皮层最底层的柱形细胞被称为基底细胞，基底细胞黏着于基底膜。前部高度为 20 μm，直径为 8~10 μm，形态呈柱状。基底细胞的细胞质内含有由角质蛋白构成的中间丝。角质蛋白有 30 余种蛋白组成，分为两型：Ⅰ型为酸性蛋白，Ⅱ型为中性或碱性蛋白。中间丝由成对的Ⅰ型和Ⅱ型角质蛋白构成。基底层细胞向上分为翼状及表层细胞时，相继要表达三种不同的主要角质蛋白，其中相对分子质量为 $64×10^3$ 的角质蛋白是角膜的特异性蛋白。另外两种细胞角蛋白为肌动蛋白丝和微管。角膜上皮细胞质中有肌动蛋白丝分布，在表层细胞的微皱襞中尤为明显。基底细胞内含有丰富的细胞器，主要分布在细胞核上部。这些细胞器和蛋白在基底细胞分泌基底膜中起到重要作用。

　　基底细胞在活体角膜激光共聚焦显微镜下，为明暗相间多边形细胞，密集排列，细胞边界高反光，细胞质为亮灰或低反光，通过特殊软件，可以对其数量进行计算，但目前的活体角膜激光共聚焦显微镜还无法分辨基底细胞核。

（二）基底细胞的来源

　　角膜上皮基底细胞来源于角膜缘干细胞。角膜缘干细胞首先转化为暂时性扩充细胞，这些细胞向心性的移行，再分化为基底细胞，基底细胞再向上分化为各种角膜上皮细胞。

（三）基底细胞的更新与修复

正常的角膜上皮基底细胞每 7~14 天更新一次。正常的角膜上皮细胞更新或者小伤口修复时，首先半桥粒会打开，此时基底细胞进行增生，同时锚定纤维断开，增生后的细胞沿已经呈液化状态的基底膜透明层向上方的缺损区移行，在填补缺损区后，细胞被锚定纤维重新连接，透明层从液化状态恢复到正常状态，细胞重新形成半桥粒连接，与基底膜进行连接。

对于较大的角膜上皮损伤的修复，需要基底细胞与角膜缘干细胞共同参与修复过程，当角膜上皮细胞基底膜受到破坏时，修复过程会更为复杂，涉及干细胞的分化、细胞的增生、移行与锚定，基底膜重新分泌，纤维结缔组织的形成等。

（四）与基底细胞相关的病变

1. 糖尿病 糖尿病患者角膜上皮缺损、上皮缺损反复剥脱、角膜溃疡和角膜水肿的发生率，明显高于正常人。Quadrado 等采用共聚焦显微镜观察糖尿病患者的角膜上皮基底细胞、内皮细胞的变化发现，糖尿病患者的角膜上皮基底细胞数量明显少于正常人，原因可能是上皮层下神经密度降低、基底膜的改变和基底细胞测量丢失率较高等。

我国学者也报道了相似的结果，马山等用共聚焦显微镜观察糖尿病视网膜病变患者的角膜细胞的变化，根据糖尿病视网膜病变严重程度的国际分期标准，将患者分成 5 组，结果发现，糖尿病视网膜病变的各组基底细胞数量与正常人相比均下降，基底细胞的形态也发生相应的变化：基底细胞变大，排列疏松，细胞边界反光弱，并出现细胞的脱失，甚至有些细胞形态模糊不清。随着糖尿病视网膜病变患者病情的加重，角膜上皮基底细胞呈现递减的趋势。

2. 眼科手术后角膜上皮功能障碍 在一些眼科手术后，患者角膜上皮会出现不同程度的病变。以往关注较多的是手术后角膜内皮细胞功能失代偿，导致大泡性角膜病变。随着眼科显微器械与仪器改进和手术技巧的提高，由于角膜内皮细胞功能失代偿所导致的大泡性角膜病变逐渐减少。但在临床工作中发现一些眼科术后的患者，在角膜内皮功能正常的条件下，仍然出现角膜上皮的病变。研究发现，这些病变与基底细胞的功能障碍有关。

Nishida 等研究报道了白内障术后患者的角膜上皮损伤情况，结果发现，患者术后 5.2%（796例）发生自发性上皮糜烂，其中 63.4% 发生上皮缺损，并认为角膜上皮的缺损与基底细胞黏附障碍以及基底细胞密度下降有关。Misra 等研究糖尿病患者白内障超声乳化术后角膜超微结构的变化，人工晶状体置入后观察半年。利用前节 OCT 和共聚焦显微镜观察角膜情况，分析上皮基底细胞和内皮细胞密度。结果发现，在术后 1 个月时，糖尿病组和正常对照组的神经纤维密度较手术前均下降，两组的内皮细胞密度基本一致，但是糖尿病组角膜上皮基底细胞的密度较正常对照组下降。来自瑞士的研究发现，糖尿病患者白内障术后基底细胞的半桥粒相对长度与正常人相比显著下降（$P< 0.001$），可能导致角膜上皮黏附功能受损。有学者研究 140 例白内障手术患者，发现术后 2~3 周角膜代谢功能下降上皮通透性显著增加，直到 9~12 个月后上皮通透性才能完全恢复正常。

除了白内障术后，屈光手术后角膜上皮也会出现相应的问题。Zuo 等研究发现准分子激光上皮瓣下角膜磨镶术（laser epithelial keratomileusis，LASEK）术后，患者的角膜上皮基底细胞出现不同程度的形态改变，这些基底细胞主要出现在角膜上皮瓣周围，在术后 1 年基底细胞的形态异常依然存在，角膜上皮的异常可能是因为坏死的基底细胞碎片残留在基底膜上导致。

3. 药物性角膜病变 药物性角膜病变是指全身或眼部用药导致的角膜病变，主要的临床表现为眼红、眼痛、畏光、流泪及视力下降。裂隙灯显微镜可以观察到结膜充血，滤泡形成；角膜上皮糜烂、点片状缺损、浸润及基质水肿。角膜共聚焦镜显微镜观察病灶区角膜上皮细胞肿胀和缺损，基底细胞可见多量朗格汉斯细胞聚集，严重者基底细胞及胞核较正常缩小。

二、角膜上皮细胞基底膜

（一）基底膜结构和功能

在其他器官组织的研究中，基底膜在正常组织及其在疾病中的作用研究较多，并且比较明确，但是对于角膜上皮细胞基底膜的功能，目前研究仍然较少。角膜上皮细胞基底膜是一种高度特异的细胞外基质，具有独特的成分，与角膜上皮细胞的分化、增生、移行等功能密切相关。

角膜上皮细胞基底膜位于上皮基底细胞层和前弹力层之间，厚度约为 150 nm，由透明层（50 nm）与致密层（60~90 nm）组成。透明层主要由层粘连蛋白组成；致密层主要是由层粘连蛋白、基底膜聚糖、肝素蛋白多糖（HSPG）和巢蛋白组成。

层粘连蛋白是基底膜中含量最多的一种非胶原蛋白，具有维持组织结构、参与细胞增生和分化的重要作用。层粘连蛋白是由异源三聚体蛋白的三条链组成，包括一条 α 链、一条 β 链和一条 γ 链（$\alpha1~5$、$\beta1~3$、$\gamma1$ 和 $\gamma2$）。三条链可以组成 19 种异构体，但异构体的主要特征由 α 链（$\alpha1~5$）决定，层粘连蛋白 α 链可以调控细胞的异常增生和新生血管化。在许多器官的疾病中均发现层粘连蛋白的异常，Bystrom 等研究发现圆锥角膜、大泡性角膜病变和 Fuchs 角膜营养不良患者中，层粘连蛋白链发生改变，并认为层粘连蛋白链参与了角膜疾病进展以及角膜瘢痕过程。

基底膜聚糖是一种肝素蛋白多糖，蛋白核由五个区域与其他分子构成，具有参与营养代谢、细胞增生和黏附的功能，并与层粘连蛋白、低密度脂蛋白（LDL）受体、上皮生长因子（EGF）和神经细胞黏附分子（N-CAM）相互作用。基底膜聚糖通过蛋白核心的 N 端调控生长因子，蛋白核心还可以结合许多表面受体发挥相应的调节功能，如血小板源性生长因子（PDGF）、血管内皮生长因子（VEGF）、转化生长因子 $\beta1$（TGF-$\beta1$）、胰岛素样生长因子（IGF）受体。基底膜聚糖蛋白核心的 C 端在细胞外基质的黏附中起到重要作用。有学者通过基底膜聚糖缺乏小鼠，研究基底膜聚糖在角膜上皮中的作用，结果发现基底膜聚糖缺乏小鼠上皮层变薄并且分化不良，伴有 Ki-67、细胞角蛋白 12、连接蛋白 43 和配对核蛋白 6 下调，因此认为基底膜聚糖可能是正常上皮形成的关键物质，并且决定了角膜上皮细胞的分化。

巢蛋白为一种硫酸糖蛋白，有巢蛋白-1 和巢蛋白-2 两种，为基底膜的成分。两种巢蛋白都是由 3 个球状结构域构成，分为链式区域和杆式区域，角膜上皮基底膜内两种蛋白的分布相似。因为巢蛋白与层粘连蛋白和胶原纤维Ⅳ的关系密切，所以研究认为巢蛋白是一种基底膜的连接蛋白。缺乏巢蛋白亚型的双重敲除小鼠会出现严重的肺、心和淋巴疾病，这些与基底膜缺失有直接关系。然而，一些缺乏巢蛋白组织依然可以观察到正常超微结构的基底膜，说明在这些组织的基底膜中，可由其他基底膜的蛋白成分参与形成基底膜结构，因此巢蛋白可能具有组织特异性。

基底膜内还可能存在Ⅳ型胶原蛋白，一些研究已经发现，Ⅳ型胶原蛋白存在于角膜上皮细胞基底膜下，但是另一些研究在角膜上皮细胞基底膜下未见Ⅳ型胶原蛋白。目前对于基底膜内是否存在Ⅳ型胶原蛋白还存在争议，可能是不同研究所选取的基底膜位置不同。

半桥粒是体内上皮细胞基底面与基底膜之间的连接结构。半桥粒在质膜内面有一个胞质斑，主要由一种称为网蛋白（plectin）的胞内锚定蛋白组成。角蛋白丝与胞质斑相连并伸向胞质中。半桥粒部位的穿膜黏着蛋白一种是整联蛋白（$\alpha6\beta4$），另一种是穿膜蛋白 BP180，通过一种特殊的层粘连蛋白（锚定纤维）与基膜相连。半桥粒的功能主要有：连接保护作用，将上皮细胞与其下方的基底膜连接在一起，防止机械力造成上皮与下方组织的剥离；信号传递作用，整联蛋白从细胞外基质向胞内传导信号，影响着上皮细胞的形状和活性；屏障作用，最近的研究发现基底膜的屏障功能还与锚定蛋白有关，MUC1 和 MUC16 的表达直接影响基底膜的屏障功能。

（二）基底膜的损伤修复

角膜上皮基底膜的损伤后再生，主要是通过基底细胞表面的"自组装"进行。在体实验和细胞培养研究发现，层粘连蛋白在基底膜再生初期，在不需要其他物质（例如Ⅳ型胶原蛋白、巢蛋白-1 和巢蛋白-2、基底膜聚糖）参与的条件下，自组装生成聚合物。首先层粘连蛋白-111 在钙的作用下进行增生，然后在无钙条件下形成核心，这些层粘连蛋白核心通过 3 个短链相互作用连接在一起，从而形成网状结构，最终形成功能完整的新基底膜。Ⅳ型胶原蛋白通常在基底膜再生过程的后期参与自组装过程。虽然绝大部分组成基底膜所需的成分由角膜上皮细胞产生，但是仍有一些成分依赖于角膜基质细胞。基质细胞不仅分泌形成基底膜的成分，而且其分泌的一些酶和信号分子也参与基底膜及其相关结构的形成，基质细胞产生的一种前胶原蛋白酶—成骨蛋白-1 可以将原骨胶原蛋白Ⅶ转化为成熟的锚定纤维胶原，进而形成基底膜。角膜基质的成纤维细胞和肌成纤维细胞并不参与基底膜再生。

Torricelli 等根据多年的研究发现，在上皮基底膜损伤后，基底细胞产生层粘连蛋白，层粘连蛋白通过自组装过程，开始再生基底膜。在其形成基底膜早期，局部角膜基质细胞就会开始产生巢蛋白和基底膜聚糖来形成透明层与致密层。

严重的角膜上皮损伤修复后，最终出现角膜瘢痕形成，原因是基质细胞分泌的基底膜成分异常，导致基底膜再生缺乏，上皮细胞分泌的 TGF-β 渗入基质中，促进成纤维细胞形成。基质出现的成纤维细胞可以抑制前基质细胞数量增加，甚至可以产生选择性"切割物质"来阻碍基底膜再生，干扰正常基底膜的形成，最终导致角膜持续成纤维化或角膜瘢痕的形成。经过数月或者数年后，角膜瘢痕区域的基质 TGF-β 的含量降低，成纤维细胞凋亡，基质细胞数量增加并且吸收紊乱的细胞外基质，角膜可再次恢复透明或部分透明。

总之，基底膜的正常再生，不但需要基底细胞，而且还需要基质细胞的参与，当基底细胞与基质细胞的功能均正常时，基底膜可以正常修复；当基底细胞增大，密度下降，基质细胞的成纤维细胞激活时，基底膜修复过程呈现异常，进而阻止基底膜再生，最终以瘢痕形成的方式修复。

（三）与基底膜相关的角膜上皮病变

角膜上皮细胞基底膜与角膜损伤修复关系密切，因此基底膜的异常可与许多角膜上皮病变的发生有关。

1. 外伤后反复性角膜上皮病变　通过对外伤后反复性角膜上皮病变的患者角膜疏松的上皮组织标本的免疫组织化学和电子显微镜研究发现，该病变是由于基底膜与前弹力层之间的锚定功能出现障碍所致，而半桥粒的数量未发现明显改变，因此，研究者提出，通过提高纤维的锚定功能可以有效地治疗本病。

2. 角膜营养不良　有学者用前节 OCT 和角膜激光共聚焦显微镜观察 45 例角膜上皮基底膜营养不良患者发现，患者角膜上皮基底膜的异常包括基底膜增厚侵入到角膜上皮中、基底膜折叠、基底膜环状结构形成。在另一项研究中，通过透射电镜和免疫组织化学观察了格子状角膜营养不良患者的角膜，与正常人相比，格子状营养不良患者的角膜半桥粒的锚定功能、半桥粒数量并未见异常，但是发现Ⅶ型胶原蛋白在基底膜附近染色不连续、层粘连蛋白-1，层粘连蛋白-5 和层粘连蛋白-γ2 出现明显的染色不规则、基底膜变厚、中断和再生。在角膜上皮下淀粉样沉积处可见Ⅳ、Ⅴ和ⅩⅧ型胶原，层粘连蛋白 α1、α3 和 γ2，巢蛋白-1 和巢蛋白-2，基底膜聚糖。多种类型的角膜疾病中均可见到基底膜成分异常，特别是在上皮下淀粉样沉积中最为多见。

3. 大泡性角膜病变　大泡性角膜病变通常是由于内眼手术或者置入人工晶状体后，损伤角膜内皮细胞，造成角膜内皮功能失代偿所致。临床表现包括内皮细胞丢失、内皮下纤维化、慢性角膜水肿、角膜上皮大泡形成、上皮下纤维化和基质浑浊。缺乏细胞外基质的黏附蛋白，例如纤连蛋白、层粘连蛋白、上皮基底膜Ⅳ型胶原蛋白，可以增加大泡形成的概率。研究发现，大泡角膜病变的基底膜免疫组织化学不规则、基底膜不完整且局部增厚、基底膜两层之间以及基底膜与前弹力层或基质层间出现异常"补丁样"改变以及层粘连蛋白 α5β3γ1 和 γ2 链表达增强。

4. 圆锥角膜　有学者研究圆锥角膜患者的角膜结构时发现，在圆锥角膜未形成瘢痕的区域，基底膜中巢蛋白、纤连蛋白、Ⅳ型胶原蛋白 α3~α5 链、层粘连蛋白-1 染色增强；而在瘢痕区域，基底膜层粘连蛋白-5、基底膜聚糖和Ⅶ型胶原蛋白明显增强。Tuori 等也发现圆锥角膜患者前弹力层不连续或者缺乏，层粘连蛋白-1（α1β1γ1）和层粘连蛋白-5（α3β3γ2）、Ⅶ型胶原蛋白和整合素 β4 表达水平降低，基底膜缺失或者基底膜成分改变与圆锥角膜的病理过程相关，前弹力层的缺乏并不能解释圆锥角膜的免疫组织化学改变，因此，有研究认为出现以上结果的原因可能是在圆锥角膜病程中基底膜再生后的退化过程加速所致。

5. 代谢性疾病　一些全身代谢性疾病，如糖尿病，在其角膜组织中，除了观察到基底细胞的异常外，也同样发现基底膜出现相应的病理改变。通过免疫组织化学研究发现，糖尿病患者角膜和非糖尿病患者相比，角膜巢蛋白、层粘连蛋白-1 和层粘连蛋白-10 染色非常弱，且不连续或者在大部分区域消失；糖尿病患者角膜上皮整联蛋白（α3β1）染色亦弱。因此认为，糖尿病患者基底膜相关蛋白表达及其含量异常，导致角膜上皮病变。此外，糖尿病晚期，糖基化终末产物（AGE）沉积，导致基底膜成分的分子结构发生改变，基底膜增厚，明显影响基底细胞的黏附功能，最终导致角膜上皮细胞与基底膜间的黏附减弱，细胞的迁移变慢，上皮细胞反复的剥脱，引起糖尿病性角膜病变的发生。

6. 其他　研究发现，基底膜可以作为对抗病毒和细菌渗透入角膜基质的物理屏障，是上皮细胞屏障功能的重要组成部分。细菌只有通过基底膜不连续的区域才能侵入至角膜基质层，而且基底膜能够阻止铜绿假单胞菌侵入。

综上所述，角膜上皮基底细胞功能障碍会导致许多临床角膜上皮性病变的发生，尤其在眼科手术后及全身代谢性疾病的患者，因此，在围术期保护好角膜上皮细胞的功能，避免各种可能的损伤，对减轻患者术后反应，尽快恢复术后视功能十分重要。

基底膜与基底细胞的关系十分密切，其功能可谓相辅相成，基底膜的功能障碍与许多角膜上皮病变，尤其是角膜上皮细胞的病变相关，如圆锥角膜、上皮基底膜营养不良、格子状营养不良等密切相关。针对角膜上皮基底细胞及基底膜的研究将有助于相关疾病的认识及针对性治疗的开展。

参考文献

［1］葛坚. 眼科学. 2 版. 北京：人民卫生出版社，2011：51.

［2］孙旭光. 活体角膜激光共聚焦显微镜图谱. 北京：人民军医出版社，2014.

［3］Yoon JJ, Ismail S, Sherwin T. Limbal stem cells: central concepts of corneal epithelial homeostasis. World J Stem Cells, 2014, 6（4）：391-403.

［4］Quadrado MJ, Popper M, Morgado AM, et al. Diabetes and corneal cell densities in humans by in vivo confocal microscopy. Cornea, 2006, 25（7）：761-768.

［5］马山，孙先勇，张杰，等. 共焦显微镜观察糖尿

病性视网膜病变患者角膜细胞的变化. 中国实用眼科杂志, 2013, 31 (5): 565-570.

[6] Misra SL, Goh YW, Patel DV, et al. Corneal microstructural changes in nerve fiber, endothelial and epithelial density after cataract surgery in patients with diabetes mellitus. Cornea, 2015, 34 (2): 177-181.

[7] Zuo J, Zhang CW, Zhou X, et al. Characterization of abnormal epithelium after laser-assisted subepithelial keratectomy using in vivo confocal microscopy. Genet Mol Res, 2015, 14 (2): 4749-4756.

[8] Kruegel J, Miosge N. Basement membrane components are key players in specialized extracellular matrices. Cell Mol Life Sci, 2010, 67 (17): 2879-2895.

[9] Ramadhani D, Tofrizal A, Tsukada T, et al. Histochemical analysis of laminin alpha chains in diethylstilbestrol-induced prolactinoma in rats. Acta Histochem Cytochem, 2015, 48 (2): 69-73.

[10] Bystrom B, Virtanen I, Rousselle P, et al. Laminins in normal, keratoconus, bullous keratopathy and scarred human corneas. Histochem Cell Biol, 2007, 127 (6): 657-667.

[11] Whitelock JM, Melrose J, Iozzo RV. Diverse cell signaling events modulated by perlecan. Biochemistry, 2008, 47 (43): 11174-11183.

[12] Inomata T, Ebihara N, Funaki T, et al. Perlecan-deficient mutation impairs corneal epithelial structure. Invest Ophthalmol Vis Sci, 2012, 53 (3): 1277-1284.

[13] Bader BL, Smyth N, Nedbal S, et al. Compound genetic ablation of nidogen 1 and 2 causes basement membrane defects and perinatal lethality in mice. Mol Cell Biol, 2005, 25 (15): 6846-6856.

[14] 杨恬. 细胞生物学. 2 版. 北京: 人民卫生出版社, 2010: 340.

[15] Walko G, Castanon MJ, Wiche G. Molecular architecture and function of the hemidesmosome.

Cell Tissue Res, 2015, 360 (3): 529-544

[16] Gipson IK, Spurr-Michaud S, Tisdale A, et al. Comparison of the transmembrane mucins MUC1 and MUC16 in epithelial barrier function. PLoS One, 2014, 9 (6): e100393.

[17] Yurchenco PD, Patton BL. Developmental and pathogenic mechanisms of basement membrane assembly. Curr Pharm Des, 2009, 15 (12): 1277-1294.

[18] Torricelli AA, Singh V, Agrawal V, et al. Transmission electron microscopy analysis of epithelial basement membrane repair in rabbit corneas with haze. Invest Ophthalmol Vis Sci, 2013, 54 (6): 4026-4033.

[19] Torricelli AA, Marino GK, Santhanam A, et al. Epithelial basement membrane proteins perlecan and nidogen-2 are up-regulated in stromal cells after epithelial injury in human corneas. Exp Eye Res, 2015, 134: 33-38.

[20] El Sanharawi M, Sandali O, Basli E, et al. Fourier-domain optical coherence tomography imaging in corneal epithelial basement membrane dystrophy: a structural analysis. Am J Ophthalmol, 2015, 159 (4): 755-763.

[21] Resch MD, Schlotzer-Schrehardt U, Hofmann-Rummelt C, et al. Alterations of epithelial adhesion molecules and basement membrane components in lattice corneal dystrophy (LCD). Graefes Arch Clin Exp Ophthalmol, 2009, 247 (8): 1081-1088.

[22] Bystrom B, Virtanen I, Rousselle P, et al. Laminins in normal, keratoconus, bullous keratopathy and scarred human corneas. Histochem Cell Biol, 2007, 127 (6): 657-667.

[23] Alarcon I, Kwan L, Yu C, et al. Role of the corneal epithelial basement membrane in ocular defense against Pseudomonas aeruginosa. Infect Immun, 2009, 77 (8): 3264-3271.

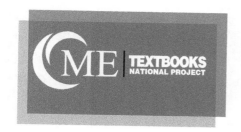

老视矫正手术的临床应用与展望

第 23 章

李 莹

中国医学科学院　北京协和医学院　北京协和医院

随着时代和技术的发展，老视（presbyopia，俗称老花眼）问题受到越来越多的关注。像屈光不正矫正手术一样，老视的激光矫正治疗无论是设备研究开发还是临床手术的应用都逐年增多，如角膜板层间镶嵌、角膜热重塑、巩膜气化等。但是老视又与屈光不正（近视、远视和散光）到了一定年龄屈光度会相对稳定不同，老视与年龄有密切的相关性。目前老视的人群庞大，因此有更多的人期待着安全、有效、可预测性强，远、中、近视力都能兼顾的老视矫治手术。

随着电脑、手机成为生活、工作不可缺少的工具，人们更多的时间是近距离看字、图片、连续剧获取各种信息。伴随而来的就是"字太小""眼睛疲劳""眼干涩""看不清"等一系列老视相关的问题，尤其是在 50 岁及以上的中老年人中，这些问题更加明显。据估计，到 2020 年全球将有 21 亿人会有老视问题，而且这些人中有视近物需求的群体也正在增长。目前老视的治疗方法中，佩戴老花眼镜仍是最简单、必要的方法，可随着年龄增长及度数变化进行更换。配镜要看个人生活习惯及使用场合而定，可以配两副眼镜，一副看电视、走路（看远）时用，一副专门看书报（看近）时使用。也可以把两种度数的镜片制作在同一副眼镜框上（上半部看远，下半部看近），即"双焦距镜片"。但从发展趋势看，人们更希望便捷、舒适的生活，希望通过其他方法矫正老视，从而摆脱老花眼镜。因此，无论是设备的研究开发，还是临床手术的应用和推广，与屈光不正一样，老视矫正治疗手术也受到越来越多的关注，如角膜板层间镶嵌、角膜热重塑、巩膜气化等。老视又与屈光不正（近视、远视和散光）不同，后者到了一定年龄屈光度会相对稳定，但老视与年龄密切相关。目前在我国，老视人群庞大，了解矫正方法的人尚少；手术种类较多，能开展的医院却很少。因此更多的人期待着安全、有效、可预测性强，远、中、近视力都能兼顾的老视矫治手术。

一、老视是自然的生理老化过程

老视是指人到了一定年龄（40 岁以上），逐渐产生近距离阅读或工作困难的情况。这是人随着年龄增长、眼部调节下降的一种表现，也是机体功能老化的一种现象。健康的眼睛，天生就具有调节的能力。它会通过改变晶状体的弯曲度，来适应距离的变化，让人自由地看远、看近。人在年轻时，晶状体一张一弛的活力度非常大，能随意调节且十分准确。然而，随着年龄的增长，晶状体的密度逐渐增加，像皮肤一样，弹性变得越来越差。晶状体变僵硬，就失去了可调节性，丧失准确聚集的能力；同时睫状肌收缩能力降低导致调节减退，近点远移，无法准确地聚焦于视网膜上，故发生近距离视物困难，这便是老视的由来。老视发生的年龄因人而异，大部分人在

40~45 岁开始出现，也有极少数人在 50 岁时仍无老花现象，远、近视力都很好。老视的出现并不表示你已老了，而是提醒你，40 岁以后要注意生理功能已有改变，要特别注意身体的健康。因为老视的程度会随着年龄增加而变化，所以眼镜的度数也会随之加深。一般 40~50 岁的人（假设他没有近视、远视或散光），老花眼镜的度数为 100~150 度，50 岁约 200 度，60 岁约 300 度，60 岁以后由于晶状体基本完全硬化，度数就不会再有很大变化了。

老视发生早的人多为年轻时远视力好、有远视者。每个人到了一定年龄都会发生老视，但是年轻时有近视的人，老花眼的年纪来临时，看近则需减少原先凹透镜镜片度数（相当于加上凸透镜），近视抵消一些老视所带来的屈光度，表现为老花出现比较晚，有些人甚至得摘下近视眼镜才看得清楚，因此产生一种错觉：以为不必戴老花眼镜或者读书的近视眼镜可以看书报是因为不老视。事实上，这时近视和老视同时存在，只是前者抵消了一些后者的影响。与近视者相反，远视者会较早地出现老花。由于这些人看远需要远视眼镜（凸透镜），再加上老视的镜片度数（相当于加上凸透镜），显得老视度数高、出现得早。由于老视是生理老化过程中表现的症状，目前没有特殊药物、食物来防止其发生。适当运动，正确用眼，可以延后老视的发生。

二、老视手术矫正

老视矫正手术包括 PresbyMAX 手术、Intracor 飞秒激光角膜基质切削术、角膜置入物手术、巩膜透热技术、激光融合视觉（laser blended vision，LBV）、传导性角膜成形术（conductive keratoplasty，CK）、多焦点晶体置换术等。这些方法已经经历了几年的临床实践，特别是在欧洲已被广泛使用。

（一）老视手术技术和分类

根据手术部位，老视手术可分为以下三大类：角膜老视手术、巩膜老视手术和眼内老视手术。根据手术方式角膜老视手术包括：准分子激光角膜老视手术、飞秒激光的角膜老视手术、CK、角膜置入物手术。巩膜老视手术包括：LaserACE©激光巩膜气化老视矫正手术、机械巩膜切开联合聚甲基丙烯酸甲酯置入巩膜扩张术。眼内老视手术包括：晶状体摘除联合多焦点人工晶状体置入术、晶状体摘除联合可调节人工晶状体置入术。

1. 角膜老视手术　目前角膜老视手术仍是主流和趋势。准分子激光角膜老视手术包括一系列手术方式，通过应用准分子激光对角膜进行切削，使角膜形成多焦点，达到患者既能看远又能看近的目的。常见有 PresbyMAX、Supracor 和 LBV 老花手术，多为双眼手术设计。目前也有几种准分子激光设备可行单眼视的老视矫正手术，即手术设计时保留的屈光度能使一眼看远，另一只眼看近。飞秒激光的角膜老花矫正术是利用飞秒激光在角膜基质进行切削的手术。目前以 Intracor 飞秒角膜基质切削术为代表。飞秒激光在眼科广泛应用，飞秒激光具有精确的空间靶向聚焦定位特点但没有热效应和冲击波，为在角膜基质内和晶状体进行各种方式的切割提供了可能。主要用于制作不同形态和深度的角膜瓣、角膜基质透镜以及角膜老视和白内障手术。CK 手术是首个通过美国食品药品管理局（FDA）认证的治疗老视的手术（2004 年），它是一种通过规律而多点的环形插入周边角膜基质层的探针将射频能量传入角膜，基质胶原受热皱缩形成缩紧带，使中央区角膜曲率增加改变术眼的屈光状态，增加了景深。它应用于老视者的非主视眼单眼视手术。角膜置入物手术是在角膜基质层间置入具有较好生物相容性的材料。这类手术包括 Flexivue 微透镜、Raindrop 角膜置入物和 Karma 角膜置入物手术。

2. 巩膜老视手术　巩膜老视手术是通过 Er：Yag 激光在睫状体前巩膜上做矩阵式或放射状部

分厚度切削切开。原理是依据 Schachar 的老视发病机制理论，适度的巩膜切开来增加睫状肌前巩膜的扩展性和弹性，睫状肌更能有效收缩；同时增加晶状体赤道部与睫状体间的距离，使得赤道部悬韧带的静息张力增加，睫状体收缩时的张力增加。巩膜老视手术包括用双眼行 LaserACE© 激光巩膜气化老视矫正手术和巩膜切开联合聚甲基丙烯酸甲酯置入巩膜扩张术。

3. 眼内老视手术　眼内老视手术也称为晶状体老视矫正手术，是通过在眼内置入特殊设计和屈光参数的人工晶状体，多用于解决白内障患者的老视问题。一种是为视觉系统提供两个同时像，分为晶状体摘除联合多焦点人工晶状体置入术和晶状体摘除联合可调节人工晶状体置入术。前者用多焦点人工晶状体同时提供满意的远视力和近视力或中距离视力，这也是目前治疗白内障患者老视的最常用方法之一；后者晶状体摘除联合可调节人工晶状体置入术是应用可调节人工晶状体矫正老视的原理——"焦点漂移（focus shift）"，即通过睫状肌收缩使人工晶状体前移，从而增强眼屈光力的手术。其有效性和可预测性尚需要进一步的研究证明。

（二）老视手术操作和特点

1. 准分子激光角膜老视手术　常见的有 PresbyMAX、Supracor 和 LBV[①] PresbyMAX（SCHWIND eye-tech-solutions，Kleinostheim，德国）。目前有 3 种模式，分别为 PresbyMAX Symmetric、PresbyMAX u-monovision 和 PresbyMAX Hybrid。PresbyMAX Symmetric 模式是这 3 种模式的基础模式，它对双眼的治疗目标相同，给角膜造成-0.4 D 的近视和-1.5 D 的角膜多焦点状态，导致双眼角膜中央区-1.9 D 的近视，焦深范围覆盖眼前 52 cm~2.5 m。后两种在前面基础上进行双眼屈光度的调整。PresbyMAX u-monovision 模式为单眼视方案，使主视眼侧重于看远（预留近视度数为 0 D，焦深为 1.5 D），非主视眼侧重于看近（预留近视度数-0.8 D，焦深为 1.5 D）。这样的方案使主视眼角膜中央区近视度数为-1.5 D，焦深范围覆盖眼前 65 cm~6 m，非主视眼角膜中央区近视度数为-2.3 D，焦深覆盖范围为眼前 44 cm~1.5 m。这样双眼同时覆盖的焦深范围就为单眼的一半。PresbyMAX Hybrid 模式，使主视眼多焦点程度减轻，非主视眼多焦点程度充足。主视眼目标预留度数为-0.1 D 的近视，多焦点状态为 0.8 D，术后角膜中央区近视度数为-0.9 D，焦深覆盖范围为眼前 1.1~6.0 m。视近眼目标预留度数为-0.8 D 的近视，1.5 D 的多焦点状态，术后角膜中央区近视度数为-2.3 D，焦深覆盖范围为眼前 44 cm 至 1.3 m。主视眼的近附加度数是非主视眼的一半，后者焦深为 1.5 D，使患者获得角膜的多焦状态以及能使双眼在视觉形成过程中达到双眼视状态。Supracor（Bausch 和 Lomb Technolas，Munich，德国）是一种中央 PresbyLASIK 手术。用 Technolas 准分子激光渐进性切削模式使中央角膜曲率增加，采用提供像差优化从远视到近视矫正的平滑过渡，使屈光度增加 2 D 近视度的同时控制高阶像差。据文献报道，Supracor 术后 6 个月时对手术效果感到满意的患者占 79%~96%；86% 的患者能不戴镜而获得良好的远视力及近视力；尽管大多数患者在术后 6 个月时有良好的近视力，但 39.1% 的术眼术后矫正远视力（CDVA）降低了 1~2 行。LBV 老花手术，通过激光调整双眼角膜非球面性引入负球差以增加眼的焦深，提高视力；双眼的焦深一个覆盖远视力，一个覆盖近视力，通过双眼融合来达到各个距离较好的视力。目前术后平均 99% 的眼裸眼远视力达到或优于 20/25，91% 的眼裸眼近视力达到或优于 J3。87% 的眼术后球柱镜在目标屈光值+0.5 D 范围之内。但是，增效手术的发生率高达 19%。

除了上述主要方式外，单眼视准分子手术临床也有个别报道。即通常激光设计成主视眼矫正看远，非主视眼矫正看近；也可以非主视眼矫正看远，主视眼保留一定屈光度看近。要求屈光参差不超过 2.5 D，主视眼矫正远视力好、立体视降低不超过 50 度，患者要能够接受并适应单眼视。文献报道单眼视屈光手术的成功率为 72%~92%。优点是可以选择角膜手术部位和个性化的设计矫正度数，可以做表层或基质层激光切削；缺点是造成双眼的屈光参差，使双眼视力、立体视及对比敏感度受到影响。唐静等报道了 Custom-Q 引导的改良单眼视 LASIK 手术治疗合并近视、散光老视患者的疗效，手术设计为主视眼采用常规的波前像差优化的 LASIK 切削，度数全矫；非主视眼在输入 "Custom-Q" 治疗参数后 Q 值引导的激光切削，目标屈光度为－1.5 D，柱镜全矫。术后随访 1 年，结果显示 Custom-Q 改良的高级单眼视可用于矫正患有近视、散光的老视人群，可同时获得较好的远、近视力，患者满意度较高。单眼视角膜屈光手术外，还可以经晶状体手术达到单眼视的效果。

2. 飞秒激光角膜老视矫正术　Ruiz 等 2007 年首次用 Technolas 飞秒激光进行了 Intracor 手术矫正老视。采用飞秒激光在角膜中央区基质内进行同心圆模式的切割，形成 5 组精细微小的圆环结构。手术改变了角膜的生物力学特点，使中央区角膜前表面变陡成为长椭圆形，术后焦深增加，近视力得以提高。该术式不产生角膜瓣，不对角膜上皮、前弹力层、后弹力层或角膜内皮造成影响，具有恢复时间短、创伤小、不损伤上皮、眼部疼痛和炎性反应轻的优点和术后中间频域对比敏感度下降、眩光发生率较高和部分患者术后 CDVA 下降的不足。文献报道，术后 CDVA 丢失两行的患者为 7.1%，丢失一行的患者为 21.4%。3 年的随访观察显示，术后 3 年时所有患者裸眼的近视力均改善，但有近 2/3 的患者 CDVA 降低了 1~2 行。

3. CK　CK 手术通过规律而多点的环形插入周边角膜基质层的探针将射频能量传入非主视眼角膜，基质胶原受热皱缩形成缩紧带，使中央区角膜曲率增加改变术眼的屈光状态，增加了景深。具有不损伤角膜中央光学区、不切削角膜、创伤小、费用低特别是术后早期能获得较为满意的裸眼近视力（UNVA）的优点。但是文献报道这种术式常发生屈光回退，回退率术后 4 周、6 周、8 周分别为 26%、36%、39%，患者术眼的远视力丢失率也较高，因此限制了它的应用。

4. 角膜置入物手术　近年飞秒激光的应用使得角膜置入物矫正老视逐渐得到更多关注。该术式应用飞秒激光作一个角膜袋，在袋内放入适当的置入物达到矫正老花的目的。目前临床上置入物常见 3 种：具有双焦点、改变屈光参数的屈光性 Flexivue 微透镜，通过改变角膜曲率矫正老视的 Raindrop 和利用小孔效应增加焦深的 Kamra 置入物。Flexivue 微透镜（Presbia，Irvine，CA，美国），直径 3 mm，厚度为 15~20 μm，中心直径 0.15 mm 圆孔的透明水凝胶晶体。其中央区是平的，周边区有＋1.25～＋35.0 D 的屈光度。据报道 75% 术眼的 UNVA 达到或优于 20/32，但是平均裸眼远视力（UDVA）从术前的 20/20 下降到 20/50。高阶像差、对比敏感度和角膜组织结构共聚焦显微镜下没有发现改变。Raindrop 角膜置入物（Revision Optics，Lake Forest，CA，美国），为直径 1.5~2 mm 长椭圆形、中央厚 30 μm、边缘厚 10 μm 本身没有屈光力透明水凝胶晶体。置入非主视眼角膜上直径 130~150 μm 的角膜瓣（LASIK 制瓣）下方或角膜袋里，来改变角膜前曲率，通过多焦效应提高老视眼的近视力和中距离视力。Garza 等研究术后 1 年 UNVA 和中距离视力（UIVA）都获得改善，而 UDVA 没有明显改变，患者满意度高。Karma 角膜置入物（Acufocus Inc，Irvine，CA，美国）是直径 3.8 mm，中心直径为 1.6 mm 的圆孔，厚度 5 μm 的聚偏二氟乙烯透明材料，置入飞秒激光制作 200 μm 角膜瓣下的非主视眼。作用机制是小孔效应去掉未聚焦的光线，增加焦深。目前临床观察正视性老视患者置入 Kamar 后所有阅读相关参数都得到改善。角膜置入物手术都具有可逆、不去除角膜组织的优点，术后几年随访未发现炎性反应、基质溃疡、基质溶解或内皮细胞受损的病例。这种手术的缺点是需要用微角膜刀或飞秒激光制作比较厚的角膜瓣，让很多患者不太愿意接受。但是从远期看，对于有屈光不正曾经做过角膜基质手术者，角膜置入物联合 LASIK 或者飞秒激光辅助 LASIK 手术有希望能使双眼获得最佳屈光状态。

5. 巩膜老视手术　巩膜老视手术包括 LaserACE© 激光巩膜气化老视矫正手术和巩膜切开（使用机械刀或者 Er：Yag 激光）或联合聚甲基丙烯酸甲酯置入巩膜扩张术。原理是根据睫状体位于角巩膜缘结构内面的结构特点，在角膜缘外 0.5 mm，睫状体前巩膜进行放射状或矩阵式部分厚度切削的手术，同时联合胶原蛋白覆盖物或聚甲基丙烯酸甲酯材料的扩张带置入物增强手术的远期疗效。临床结果显示，机械巩膜切开术后早期，调节幅度平均增加 2.2 D，但随时间逐渐下降，1 年时甚至有病例调节幅度只剩 0.8 D，认为与巩膜的修复作用有关，填充聚甲基丙烯酸甲酯效果更好。这种手术不损伤角膜，设备价格比较便宜，操作简单。但是术后也增加患者受到外伤时发生眼球破裂的危险，因此目前临床应用和远期效果报道较少。双眼 LaserACE© 激光矫正手术是目前正在兴起的一项新的手术方式，正处于大样本临床研究阶段。应用 Er：Yag 激光在眼球角膜缘 4 个象限睫状体前巩膜做矩阵式部分厚度切削（深度 0.5 mm），在切削区洞孔内放置胶原蛋白覆盖物。在北京协和医院和上海五官科医院也进行了 16 例的初步临床实践。术后 6 个月时 UNVA 平均提高了 2 行，调节力平均增加 1.5 D，2 年基本稳定。研究样本量小，需要扩大样本量以及更长时间的随访观察。此类手术操作简单、不损伤到角膜，患者容易接受。但不能量化度数与个性化手术设计也是这类手术的最大缺点。

6. 眼内老视手术　通过眼内晶状体摘除同时联合多焦点或可调节人工晶状体置入手术。最新的多焦点人工晶状体应用折射及衍射原理产生多焦点作用能同时增强近、中、远视力，使患者摆脱眼镜。多焦点人工晶状体置入手术后通过睫状肌收缩使人工晶状体前移，从而增强眼的屈光力，使个性化的预测难以实现。可调节人工晶状体种类较多（Klaproth 等），是基于睫状肌收缩移动其位置或改变其厚度或改变表面半径，从而改变眼表屈光力的理论而设计的。目前这种理论在临床研究中尚缺乏数据支持，需要进一步临床研究来证明矫正老视的有效性。

三、老视手术的选择

人们期待着老视的激光或手术治疗，通过一次或者再次矫正达到脱镜的目的。上述矫正方式，无论单眼还是双眼手术，无论角膜、巩膜还是眼内晶体置入，无论角膜激光切削还是置入镶嵌，总体上看老视手术设计越来越安全，手术眼部并发症也能控制，短时间内也有效。

角膜矫正手术目前仍是主流。角膜准分子、飞秒激光手术和角膜基层间置入物镶嵌术约为目前老视手术的 80%，主要原因如下。①准分子激光切削准确，安全方便，应用相对广泛，根据个体情况无论是在表层还是基质层面均可以进行个性化手术切削。特别是近几年发展且逐渐趋于成熟的阿玛仕设备 PresbyMAX 中的 Hybrid 模式，通过双眼准分子切削，使主视眼多焦点程度减轻，非主视眼多焦点程度充足。焦深覆盖范围为眼前 1.1~6.0 m。最终达到目标：角膜多焦点状态，中央区角膜用于视近，周边区角膜用于视远；优化的双非球面性；引入预先计算好的高阶像差；引入设计好的残余近视度数以增强阅读能力，使双眼密切配合达到双眼视状态，获得多焦点视觉。博士伦 Supracor 也是一种准分子激光手术，以提供像差优化的渐进性切削模式使中央角膜曲率增加，使屈光度增加 2 D 近视度的同时控制高阶像差。Wavelight Eye-Q 或者 EX500 准分子激光通过 Q 值调整单眼视治疗模式将非主眼引入负性球差增加焦深而视近。②飞秒激光切削多样，定位准确，可以切削成环形圈、角膜基质袋。如博士伦 Intracor 技术用飞秒激光直接在双眼角膜中央区基质内进行同心圆模式的切割，五组精细微小的圆环结构使中央区角膜前表面变陡成为长椭圆形，术后焦深增加。该术式最大特点和优势是无需制作角膜瓣，对角膜基质不造成影响，手术反应轻，容易被患者接受。③Inlay 手术非主视眼的 Kamra 应用飞秒激光（常用达芬奇 LDV 或 Intralase 飞秒激光）需要做一个角膜袋，再镶嵌适当的置入物。利用小孔效应增加焦深。本手术都最大特点可逆，置入物可取出，单眼手术。因为需要制作较厚的角膜瓣，所以很多患者不接受这种方式。日本临床结果显示，曾经有过 LASIK 或飞秒辅助的 LASIK 者容易接受该术式。LaserACE© 激光巩膜气化老视矫正手术也逐渐在美国、新加坡、中国内地和台湾地区等开展起来。通过 Er：Yag 激光在双眼对称的角膜缘外 4 个象限睫状体前巩膜做 9 洞孔矩阵式部切削（达 80%~90% 巩膜深度），洞孔内立即放入胶原蛋白。不切开结膜，不损伤角膜，手术并发症少，比较容易被患者接受。术前有轻度远视、正视眼者术后效果较好，近视眼者效果较差。最大缺点不能量化和个性化设计。④眼内老视手术在晶状体摘除的同时联合多焦点或可调节人工晶状体置入术。伴有白内障的年长老视患者多行这类手术。飞秒激光透明晶状体松解治疗老视也在临床开始应用，对于年龄偏大或者伴有白内障者会带来很好的应用前景。

总之，尽管现有的矫正老视的手术方法种类很多，但目前框架眼镜依然是矫正老视的最重要方法，在任何一种手术方法得到推广应用之前都需要大量临床数据支持其安全性和有效性，这可以成为我们未来的一个努力方向；同时目前尚没有一种手术方法能够真正地恢复眼的调节能力，各种手术都存在一定局限性。

PresbyLASIK 或角膜内镜、多焦晶体矫正老视都是妥协方案，部分患者对视觉质量抱怨，也是制约目前老视手术治疗的一大因素，很多问题亟待解决。最关键的问题有三点：首先是校正后近距离看字阅读不理想，这一点也是最主要的问题；其次单眼或者双眼远视力或多或少的减低，使人们很习惯的看远处能力下降或者双眼不平衡；最后是长期的稳定性问题，到底一次激光手术治疗后能维持多久，能否再次行激光手术或何时能再次手术。这些是人们最关心的问题，但由于目前临床数据不足还没有得到真正解决。尽管现有的各种手术方式已经问世几年，临床病例仍然不多且不足以为这些提供满意的答案。而患者不仅希望获得好的远、近视力，更期待术后获得良好的视觉质量。

参考文献

［ 1 ］ Arlt E, Krall E, Moussa S, et al. Implantable inlay devices for presbyopia: the evidence to date. Clin Ophthalmol, 2015, 9: 129-137.

［ 2 ］ Dexl AK, Jell G, Strohmaier C, et al. Long-term outcomes after monocular corneal inlay implantation for the surgical compensation of presbyopia. J Cataract Refract Surg, 2015, 41 (3): 566-575.

［ 3 ］ Konstantopoulos A, Mehta JS. Surgical compensation of presbyopia with corneal inlays. Expert Rev Med Devices, 2015, 5: 1-12.

［ 4 ］ Bouzoukis DI, Kymionis GD, Panagopoulou SI, et al. Visual outcomes and safety of a small diameter intrastromal refractive inlay for the corneal compensation of presbyopia. J Refract Surg, 2012, 28 (3): 168-173.

［ 5 ］ Lindstrom RL, Macrae SM, Pepose JS, et al. Corneal inlays for presbyopia correction. Curr Opin Ophthalmol, 2013, 24 (4): 281-287.

［ 6 ］ Uy E, Go R. Pseudoaccommodative cornea treatment using the NIDEK EC-5000 CXIII excimer laser in myopic and hyperopic presbyopes. J Refract Surg, 2009, 25 (1 Suppl): S148-S155.

［ 7 ］ Tomita M, Waring GO 4th. One-year results of simultaneous laser in situ keratomileusis and small-aperture corneal inlay implantation for hyperopic presbyopia: comparison by age. J Cataract Refract Surg, 2015, 41 (1): 152-161.

［ 8 ］ Rish A. Polyacrylamide gel 10 years experience: with particular reference to complications from filling of the body of the lip. J Cosmet Dermatol, 2014, 13 (4): 253-260.

［ 9 ］ Michael R, Mikielewicz M, Gordillo C, et al. Elastic properties of human lens zonules as a function of age in presbyopes. Invest Ophthalmol Vis Sci, 2012, 53 (10): 6109-6114.

［ 10 ］ He L, Donnelly WJ 3rd, Stevenson SB, et al. Saccadic lens instability increases with accommodative stimulus in presbyopes. J Vis, 2010, 10 (4): 14.1-16.

［ 11 ］ Abrieu-Lacaille M, Saib N, Rambaud C, et al. Management of presbyopic hyperopes by centered presbyLASIK. J Fr Ophtalmol, 2014, 37 (9): 682-688.

［ 12 ］ Reinstein DZ, Archer TJ, Gobbe M. Aspheric

ablation profile for presbyopic corneal treatment using the MEL80 and CRS Master Laser Blended Vision module. J Emmetropia, 2011, 2: 161-175

[13] 唐静, 邓应平, 邱乐梅. 改良单眼视 LASIK 手术矫正老视的疗效. 中华眼视光学与视觉科学杂志, 2013, 14 (6): 360-364.

[14] 毕宏生, 季鹏, 王兴荣, 等. 飞秒激光 INTRACOR 技术矫正老视. 中华眼视光学与视觉科学杂志, 2012, 14 (9): 521-525.

[15] Holzer MP, Knorz MC, Tomalla M, et al. Intrastromal femtosecond laser presbyopia correction: 1-year results of a multicenter study. J Refract Surg, 2012, 28 (3): 182-188.

[16] Esquenazi S, He J, Kim DB, et al. Wound-healing response and refractive regression after conductive keratoplasty. J Cataract Refract Surg, 2006, 32 (3): 480-486.

[17] Limnopoulou AN, Bouzoukis DI, Kymionis GD, et al. Visual outcomes and safety of a refractive corneal inlay for presbyopia using femtosecond laser. J Refract Surg, 2013, 29 (1): 12-18.

[18] Garza EB, Gomez S, Chayet A, et al. One-year safety and efficacy results of a hydrogel inlay to improve near vision in patients with emmetropic presbyopia. J Refract Surg, 2013, 29 (3): 166-172.

[19] Fukasaku H, Marron JA. Anterior ciliary sclerotomy with silicone expansion plug implantation: effect on presbyopia and intraocular pressure. Int Ophthalmol Clin, 2001, 41 (2): 133-141.

[20] Menapace RM, Dick HB. Femtosecond laser in cataract surgery. A critical appraisal. Ophthalmologe, 2014, 111 (7): 624-637.

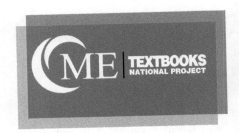

眼底病学组工作进展

第 *24* 章

中华医学会眼科学分会眼底病学组

一、2015 年眼底病学组十大进展及糖尿病诊疗规范系列

（一）2015 年眼底病学组十大进展

2015 年眼底病学组十大进展具体为：糖尿病诊疗规范系列；AMD 的免疫学机制研究；急性中心性浆液性脉络膜视网膜病变采取 50%维替泊芬 PDT 治疗与 30%维替泊芬治疗效果对比；眼底病学的流行病研究；REVEAL 研究，亚洲人群糖尿病性黄斑水肿行雷珠单抗单一治疗或联合激光治疗与单一激光治疗效果对比；玻璃体视网膜疾病的手术新技术、新方法；中国人群 AMD 易感基因-UBE3D 的相关研究；OCT 血管成像技术在眼底病的应用；视网膜下腔移植基因修饰的骨髓间充质干细胞对光损伤视网膜的保护作用；α 促黑素视网膜保护作用研究。

（二）糖尿病诊疗规范系列

目前，我国糖尿病患者人数达 1.14 亿，位居全球第一位。糖尿病视网膜病变是糖尿病患者最常见的严重慢性并发症，也是工作年龄段人群主要致盲性眼病。目前全国有 3000 万 DR 患者，降低 DR 致盲率是重大的社会问题。其防治的主要挑战有：如何提高筛查效率，克服医生少患者多的局面；如何寻找新干预靶点，有效抑制 DR 早期进展；如何优化晚期关键手术治疗技术，挽救失明患者。为此，许迅教授带领其团队在眼科、内科和公共卫生相关领域协同攻坚，建立了 DR 新型防治体系，成功实现了基础研究成果临床转化。

1. 创建远程筛查防控体系　DR 发病隐匿，一旦进入增生期，视力损伤迅速恶化，且难以逆转。因此，世界卫生组织和国家卫生和计划生育委员会均要求对糖尿病患者开展视网膜病变筛查，终生定期随访。由于绝大多数社区卫生工作者 DR 诊治经验匮乏，或者患者 DR 防治意识缺乏，造成早期诊断延误，导致我国大量早期 DR 患者得不到及时治疗。

许迅团队在中国创建了首个 DR 远程筛查干预系统。该系统将社区 DR 筛查工作简化为病史、视力和眼底照相，将采集的眼底图像等传输到眼科中心进行集中读片、远程筛查，该远程筛查系统与传统到医院散瞳后眼底检查诊断模式相比，诊断结果一致性高（ICC = 0.91）；人均筛查时间下降 50%，人均筛查成本仅为传统模式的 1/3，并且将传统医院筛查应答率的 64.2%提高到现在的 96.82%。为此创建了中国首个眼科读片诊断中心，开发了自主知识产权的眼科临床智能分析软件，制定了 DR 完整的影像评价标准、阅片规范流程和质量控制体系。从 2010 年起，以上远程筛查和干预模式在上海市卫生和计划生育委员会的支持下，在上海市普陀、闵行等 20 余家社区推广应用，已经覆盖 200 多万社区人群。

DR 筛查效率的提高有赖于明确 DR 发生、发展相关的危险因子，从而开展针对性筛查并干预，以防止 DR 发生。2009 年始，该项目组调查社区糖尿病患者 5000 余例，发现糖尿病病程、发病年龄、尿微量白蛋白（microalbumin，MA）和血清估算的肾小球滤过率（estimated glomerular filtration rate，eGFR）是独立于血糖、血压及血脂的 DR 危险因子。进一步研究发现，MA 值 10.72 mg/24 h 是预测 DR 发生的阈值；31～45 岁是 DR 发生的高峰年龄段。该成果应用于上海市 20 个社区 200 多万人群糖尿病眼病干预，4 年后糖网病盲率较对照社区低 54%，从而实现了抑制 DR 的发生。

2. 发现新干预靶点、新治疗方法　预防 DR 发生的关键是严格控制血糖，从 2007 年开始，该团队完成了以社区人群为基础的前瞻性流行病学研究。结果发现：随访期末在"血糖控制良好"（HbA1c <7.0%）的糖尿病者中，DR5 年发生发展率高达 32.22%。回归分析发现，基线时的血糖水平是惟一一影响 DR 发生发展率的危险因素。在随后建立的数据模型中，发现当 HbA1c<6.4% 时，DR 发生发展率下降到 8.3%。因此提出在中国糖尿患者群中，从防控 DR 的角度，应首选的强化血糖控制目标为 HbA1c<6.4%。

揭示 DR 代谢记忆及其早期发病分子机制是 DR 有效防治的关键。在糖尿病视网膜组织细胞，高糖孵育或高血糖后即使葡萄糖或血糖在正常水平，SIRT1 表达及活性降低，阻断线粒体活性氧异常增加，可抑制 DR "代谢记忆"现象的发生，并发现线粒体活性氧（reactive oxygen species，ROS）受到 SIRT1 的调节，ROS 异常活跃，VEGF/PEDF 比值升高，Jak2/STAT3 通路及 PRAP/p38MAPK 通路激活，从而导致 DR 发生。基于"代谢记忆"新机制研究成果，针对早期 DR 患者，在国际上率先发现了卡托普利可上调 SIRT1，显著抑制糖尿病"代谢记忆"。

该团队在眼科、糖尿病专业著名期刊（包括 *Diabetes*、*Diabetologia*、*American Journal of Ophthalmology* 等）共发表系列论文 11 篇，被引用 376 次。

3. 创新关键手术治疗技术，挽救失明患者　活跃的新生血管是导致术中出血手术失败的重要原因，制约了手术成功率，术中术后并发症多。对此，该项目在国内率先开展了术前抗 VEGF 药物玻璃体腔注射辅助的微创玻璃体手术，首先探索术前药物使用的最佳时间与剂量，显著降低术中出血，参与制定了《我国视网膜玻璃体腔注药术质量控制标准》。创新了术中重水下单手钝性膜分离和蚕食式膜清除膜剥离新技术，显著提高手术效率，有效避免了锐性剪切分离造成的并发症，减少了医源性裂孔的发生率。在 863 重点项目支持下，研制成国内第一台全固态多波长眼底激光治疗仪，适用于术中水肿视网膜的光凝，通过了 CFDA 检测和临床注册实验。通过优化 DR 整体手术方案，建立微创玻璃体手术联合抗 VEGF 药物，以及强化视功能保护的全视网膜光凝术治疗 DR 的新策略，平均缩短手术时间 45%、住院天数 2.3 天；术后严重并发症新生血管性青光眼的发生率从 12.4% 下降为 1.7%。

项目组在治疗晚期 DR 方面的成果在国内外广受关注，在 *Ophthalmology*、*Acta Ophthalmologica* 及《中华眼科杂志》等期刊上发表系列论著，在国际眼科大会上发表主题演讲（2015 年美国眼科协会年会等），组织制定 2014 年《我国糖尿病视网膜病变的诊疗规范》并推广实施，在 2015 年中国"大病"临床路径中负责制定《糖尿病视网膜病变临床路径》。

该项目工作得到国家卫生和计划生育委员会医政医管局的应用，作为全国开展相关糖尿病视网膜病变防盲工作的指南和依据，并指定由该团队"主要负责中国'防盲治盲网'糖尿病视网膜病变部分的工作"。

二、国内眼底病学组发表 SCI 期刊收录论文情况

具不完全统计，国内眼底病学组 2015 年发表 SCI 期刊收录论文共计 135 篇（表 24-1）。

表 24-1　国内眼底病学组发表 SCI 期刊收录论文情况（不完全统计）

排名	单位	发表文章数量（篇）
1	北京大学人民医院	33
2	中山大学中山眼科中心	30
3	上海市第一人民医院	14
4	天津眼科医院	10
5	重庆医科大学附属第一医院	9
6	中国医科大学盛京医院	9
7	首都医科大学附属北京同仁医院	8
8	昆明医科大学第一附属医院	7
9	中南大学湘雅二院	6
10	广州军区武汉总医院	4
11	郑州大学第一附属医院	2
12	温州医科大学附属眼视光医院	1
13	山东省眼科研究所	1
14	中南大学爱尔眼科学院	1

中华眼科学年鉴试题

一、单选题型（以下每题有 5 个备选答案，请从中选择 1 个最佳答案，并在答题卡上将相应字母所属的圆圈涂黑）（60 分）

1. 对甲状腺相关性眼病眶尖拥挤综合征描述正确的是（ ）

   A. 肌肉过度肥厚导致眶尖过度拥挤所致

   B. 眶尖部脂肪过度增生致眶尖部压力过高

   C. 眶高压至房水回流受阻所致

   D. 眶尖拥挤综合征视功能损害大多数不可逆

   E. 以上都不是

2. 以下关于准分子激光的叙述，正确的是（ ）

   A. 准分子激光属于紫外光

   B. 准分子激光应用于眼屈光不正的治疗已有 30 年的历史

   C. 准分子激光切削角膜组织是作用于角膜基质层

   D. 准分子激光与生物组织发生的是光化学效应而不是热效应

   E. 以上选项均正确

3. 2016 年 6 月 5 日，北京大学中国健康发展研究中心发布的国内首部《国民视觉健康》白皮书显示，我国的"国病"是（ ）

   A. 白内障

   B. 斜视、弱视

   C. 近视

   D. 远视

   E. 青光眼

4. 目前新型后巩膜加固术的材料是（ ）

   A. 京尼平交联材料

   B. 异体巩膜

   C. 羊膜

   D. 硬脑膜

   E. 以上都不是

5. 关于高度近视说法错误的是（ ）

   A. 我国的第二大致盲原因

   B. 近视度数大于 600 度

   C. 与多巴胺受体无关

   D. 眼底改变常与脉络膜厚度变薄高度相关

   E. 以上都不是

6. 关于老视手术，以下哪种现在国内已基本停用（ ）

   A. monovision

   B. Q 值调整

   C. PresbyMAX

   D. 角膜热传导成形术

   E. 多焦点人工晶状体置入术

7. 传统的同心环设计的多焦点人工晶状体取得了一定的临床效果，但是存在光能损失明显、眩光、中间距离视力不理想等缺点。对此的改进方法，错误的是（ ）

   A. 加大近附加度数

   B. 加大中、远距离范围的景深

   C. 三焦点设计

   D. 区域折射型设计

   E. 拟调节设计

8. 细菌感染性结膜炎可见于（ ）

   A. 嗜酸粒细胞结节

   B. 多形核白细胞增多

   C. 淋巴细胞增多

   D. 等量的中性粒细胞和淋巴细胞

   E. 大量嗜酸粒细胞和嗜碱粒细胞

9. 眼外肌中最长的肌肉是（ ）

   A. 上斜肌

   B. 下斜肌

   C. 外直肌

   D. 内直肌

   E. 下直肌

10. 脱落的结膜上皮细胞、白细胞、病原体和富含纤维素性的渗出物混合形成（ ）

    A. 乳头增生

B. 滤泡形成

C. 膜或假膜形成

D. 结膜下出血

E. 结膜肉芽肿

13. 高度近视患者观察到的眼底病变有哪些?

二、简答题 (40 分)

11. 简单概括近几年采取内镜下视神经管减压术治疗了哪些视神经疾病患者。

14. 试述国内老视手术进展。

12. 简述准分子激光手术的术前检查项目。

学员注册登记表

姓　　名		年　　龄		性　　别	
科　　别		学　　历		职　　称	
工作单位				电话（办）	
通讯地址					
邮政编码		传　　真		电话（宅）	
手　　机		电子邮箱			

编　号		成　绩		阅卷人	

答题卡 （中华眼科学年鉴）

注1：请将每一题所选项后的圆圈完全涂黑，例 "●"。

1. A ○ B ○ C ○ D ○ E ○

2. A ○ B ○ C ○ D ○ E ○

3. A ○ B ○ C ○ D ○ E ○

4. A ○ B ○ C ○ D ○ E ○

5. A ○ B ○ C ○ D ○ E ○

6. A ○ B ○ C ○ D ○ E ○

7. A ○ B ○ C ○ D ○ E ○

8. A ○ B ○ C ○ D ○ E ○

9. A ○ B ○ C ○ D ○ E ○

10. A ○ B ○ C ○ D ○ E ○

注2：解答 11~14 题请按题目要求详细阐述，如果版面不够使用，可以另附 A4 规格的纸张补充，并与答题卡一并寄回《国家级继续医学教育项目教材》编辑部。

11. 简单概括近几年采取内镜下视神经管减压术治疗了哪些视神经疾病患者。

12. 简述准分子激光手术的术前检查项目。

13. 高度近视患者观察到的眼底病变有哪些？

14. 试述国内老视手术进展。

联系方式：北京市东四西大街 42 号中华医学会 121 室《国家级继续医学教育项目教材》编辑部收（邮编：100710）

电　话：010-8515 8455　8515 8590　6521 1202　6521 1203

请沿虚线剪下

学习培训及学分申请办法

一、《国家级继续医学教育项目教材》系国家卫生和计划生育委员会科教司、全国继续医学教育委员会批准，由全国继续医学教育委员会、中华医学会联合主办，中华医学电子音像出版社编辑出版，该教材面向全国医学领域不同学科、不同专业的临床医生，专门用于继续医学教育培训。

二、学员学习教材后在规定时间内（以出版日期为起点，期限 1~2 年）可向本教材编委会申请继续医学教育Ⅱ类学分证书，具体办法如下：

1. 学习者将"学员注册登记表""答题卡"一并寄回，编委会可授予Ⅱ类学分证书。

2. "学员注册登记表""答题卡"及学分申请费用请寄至：100710 北京市东四西大街 42 号中华医学会 121 室《国家级继续医学教育项目教材》编委会康彤威收，电话：010-8515 8455/8515 8590/6521 1202。

3. 编委会收到"学员注册登记表""答题卡"后，将按规定申领继续医学教育Ⅱ类学分证书并统一邮寄给学员。

三、学员在解答试题过程中，必须注意和遵守以下规定：

1. 答题卡用黑色或蓝色的钢笔、圆珠笔填写，正楷字体书写，字迹务必清晰。如果字体、字迹模糊不清，将影响阅卷成绩。

2. 学员必须在规定的时间（以出版日期为起点，期限 1~2 年）完成试题，并把试题寄回编委会。

3. 解答试题，如果版面不够使用，可以另附 A4 规格的纸张补充，并与答题卡一并寄回。

《国家级继续医学教育项目教材》编委会